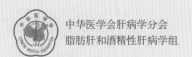
中华医学会肝病学分会
脂肪肝和酒精性肝病学组

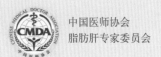
中国医师协会
脂肪肝专家委员会

■ popular **medicine** ■
大众医学

（科普版）

中国脂肪肝防治指南

主审

曾民德 魏

U0250944

主编

范建高 庄 辉

上海科学技术出版社

图书在版编目（CIP）数据

中国脂肪肝防治指南：科普版 / 范建高，庄辉主编 .
—上海：上海科学技术出版社，2015.7
ISBN 978-7-5478-2554-9

Ⅰ. ①中… Ⅱ. ①范… ②庄… Ⅲ. ①脂肪肝－防治－
指南 Ⅳ. ① R575.5-62

中国版本图书馆 CIP 数据核字（2015）第 037742 号

中国脂肪肝防治指南（科普版）

主审　曾民德　魏　来

主编　范建高　庄　辉

上海世纪出版股份有限公司
上 海 科 学 技 术 出 版 社　出版
（上海钦州南路 71 号　邮政编码 200235）
上海世纪出版股份有限公司发行中心发行
200001　上海福建中路 193 号　www.ewen.co
浙江新华印刷技术有限公司印刷
开本 787×1092　1/16　印张：10.25　字数：160 千字
2015 年 3 月第 1 版　2015 年 7 月第 2 次印刷
ISBN 978-7-5478-2554-9/R · 876
定价：29.00 元

主编简介

范建高

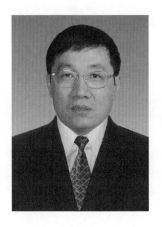

上海交通大学医学院附属新华医院消化内科主任、教授、博士生导师，上海市卫生系统优秀学科带头人，教育部新世纪优秀人才，澳大利亚国立大学访问学者，美国 Cleveland Clinic 访问教授，上海市医学会肝病专科分会主任委员，中华医学会肝病学分会脂肪肝和酒精性肝病学组组长，中国医师协会脂肪肝专家委员会主任委员，《实用肝脏病杂志》总编辑。长期从事肝病的临床研究，主持制定了中国酒精性肝病和非酒精性脂肪性肝病诊疗指南，参与亚太地区及欧洲脂肪肝诊疗指南相关文件的制定。

庄 辉

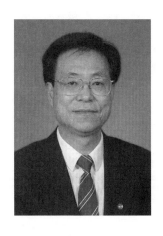

北京大学医学部基础医学院病原生物学系和感染病中心教授、博士生导师，中国工程院院士，世界卫生组织西太区消灭脊髓灰质炎证实委员会委员，世界卫生组织西太区控制乙型肝炎专家组成员，世界肝炎联盟公共卫生学专家，亚太地区消灭病毒性肝炎联盟委员，国家药典委员会委员，中华医学会理事，中华医学会肝病学分会名誉主任委员，《中国病毒病杂志》《中国病原生物学杂志》和《中国预防医学杂志》主编。

编委会

序

　　随着新生儿甲型肝炎和乙型肝炎疫苗的普遍接种，以及《传染病防治法》的有效实施，中国病毒性肝炎发病率不断下降，普通人群乙肝病毒感染率已经由原先的 9.8% 降到 7.2% 以下；长效干扰素和新型强效抗病毒口服药物的问世，又显著改善了慢性病毒性肝炎患者的预后，丙型肝炎已能治愈，乙型肝炎也可被有效控制。然而，肝病至今仍是人类沉重的健康负担和重要的死亡原因，中国其他肝病的发病率及其危害至今仍无减轻迹象。究其原因，主要是肥胖、糖尿病和酒精过度饮用在全国日趋增多，酒精性和非酒精性脂肪性肝病（俗称"脂肪肝"）的患病率增长迅猛，并已取代病毒性肝炎成为第一大肝脏疾病，对国民健康和社会发展构成严重危害。

　　面对中国脂肪肝防治的严峻挑战，中华医学会肝病学分会于 2001 年成立了脂肪肝和酒精性肝病学组。在庄辉院士、曾民德教授和范建高教授的带领下，中国的脂肪肝防治研究在国际上取得了令人瞩目的成就。2006 年，中国率先在全球发布了《酒精性肝病诊疗指南》和《非酒精性脂肪性肝病诊疗指南》，并于 2010 年更新再版。这些《指南》在全国的推广与实施，在规范临床医生的诊疗行为、提高中国脂肪肝的诊治水平方面，发挥了巨大的作用。

　　由于现有的专业版诊疗指南专业性强，非专业的普通群众难以看懂，且由于脂肪肝患者多，无法保证专科医生能够与每一位患者面对面充分交流，结果导致需要患者主动参与和长期管理才能有效防治的"脂肪肝"越来越多，不少脂肪肝患者的病情越来越重，一些虚假广告和"江湖郎中"也"应运而生"。

　　有鉴于此，中华医学会肝病学分会脂肪肝和酒精性肝病学组，与中国医师协会脂肪肝专家委员会共同组织编写《中国脂肪肝防治指南（科普版）》，由范建高教授和庄辉院士牵头，邀请中国脂肪肝防治方面的权威专家，就酒精性和非酒精性脂肪性肝病的形成原因、诊断、治疗、预防，以及随访和监测等公众关心的问题详尽解述，对于指导脂肪肝患者正确进行饮食治疗、运动治疗、心理调适和合理用药，特别有帮助。

《中国脂肪肝防治指南（科普版）》是国际肝脏病学领域第一部有关脂肪肝的科普性防治指南，它主要基于中国和欧美发达国家，以及国际权威机构颁布的脂肪肝及相关疾病的诊疗指南，并得到中国基础与临床、肝脏与内分泌、西医与中医等许多学科专家的支持和帮助。这无疑是一本国家级、权威的，兼具科学性和实用性的科普杰作。

2014 年，中华医学会肝病学分会和感染病学分会联合推出《慢性乙型肝炎防治指南（科普版）》。如今，中华医学会肝病学分会脂肪肝和酒精性肝病学组又和中国医师协会脂肪肝专家委员会联合推出了《中国脂肪肝防治指南（科普版）》。敝人有幸受邀为本书作序，并已先睹为快，谨以欢悦的心情，将此书推荐给广大读者。

中华医学会肝病学分会主任委员
北京大学肝病研究所所长
北京大学人民医院肝病科主任

2015 年 1 月 10 日

前　言

　　脂肪性肝病（简称脂肪肝）是遗传－环境－代谢应激相关性疾病，主要包括酒精性肝病、非酒精性脂肪性肝病，以及各种特殊类型的脂肪肝。当前，酒精性肝病的患病率稳中有升，非酒精性脂肪性肝病的发病率不断攀升，且发病渐趋低龄化和大众化。脂肪肝已成为包括中国在内的全球第一大肝脏疾病，并且越来越多的脂肪肝发生在包括慢性病毒性肝炎在内的其他类型慢性肝病患者中。

　　非酒精性脂肪性肝病除了与酒精性肝病一样可导致肝病残疾和死亡外，还与2型糖尿病，动脉硬化性心、脑、肾血管疾病，以及肝外恶性肿瘤密切相关。因此，脂肪肝的危害不仅仅局限于肝脏，而脂肪肝的诊疗也不是仅限于酒精性肝病。事实上，非酒精性脂肪性肝病已成为当代医学的新挑战，其对人类健康和社会发展的威胁，并不亚于酒精性肝病和病毒性肝炎。

　　当前，脂肪肝的防治不但是临床医学问题，而且也是预防医学、社会医学和卫生行政主管部门共同面临的重大课题。中国卫生和计划生育委员会、科技部、中华医学会和中国医师协会都高度重视脂肪肝的防治研究，并已取得一系列可喜的成绩。

　　为了及时推广脂肪肝防治的新理论和新技术，规范中国脂肪肝的诊疗行为，中华医学会肝病学分会脂肪肝和酒精性肝病学组先后制定了2001年版和2003年版《非酒精性脂肪性肝病诊断标准》和《酒精性肝病诊断标准》，以及2006年版和2010年版《非酒精性脂肪性肝病诊疗指南》和《酒精性肝病诊疗指南》。中国医师协会于2012年先后在全国成立了80余家脂肪肝诊治中心，并制定了《脂肪性肝病诊疗规范专家建议》。这些重要文件的普及和解读，极大地提高了中国消化内科和肝脏内科医生对脂肪肝及其相关疾病的诊疗水平。然而，无论是中国，还是发达国家，全科医生、非肝病专科医生，以及广大群众，至今仍对脂肪肝缺乏足够认识和重视，导致脂肪肝流行率不断攀升，危害日趋严重。

要真正提高中国脂肪肝的防治水平，唯有走"群众路线"，全民普及脂肪肝的防治知识。遗憾的是，至今全球尚无科普性的"脂肪肝防治指南"可供参考。为此，我们组织国内消化、肝病、内分泌、感染、营养、运动、心理，以及中医和中西医结合领域相关专家，根据中国、美国、意大利、英国、韩国、亚太地区、欧洲等地肝病学会，以及世界胃肠病学组织制定的酒精性和非酒精性脂肪性肝病诊疗指南和专家共识，制定了全球首部科普版《中国脂肪肝防治指南》，旨在为中国消化内科和肝脏内科以外的医务人员，广大脂肪肝患者及其家属，提供通俗易读的学习材料，以促进大众对脂肪肝的正确认识，增强脂肪肝患者的自我管理能力，提高治疗和随访的依从性，最大限度地改善脂肪肝患者的预后。

本书撰写过程中，得到了曾民德教授、魏来教授、贾继东教授、段钟平教授、杨秉辉教授、蔡威教授，以及强伯勤院士和吴孟超院士等权威专家的支持和帮助。中华医学会肝病学分会、上海市医学会、上海科学技术出版社及《大众医学》杂志的有关领导积极支持本书的出版，《大众医学》黄薏副主编为本书的编排和校对付出了辛勤劳动，在此一并表示衷心感谢和崇高敬意。

由于我们才疏学浅、精力有限，书中若有不足和错漏之处，期望同道和病友批评指正。此外，书中涉及脂肪肝中西药物治疗的内容仅供参考，具体用药剂量和适应证，还需要专科医生指导。

范建高 庄辉

2015 年 1 月 8 日

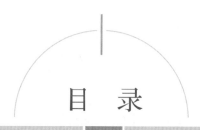

目 录

1
基础知识

2
脂肪肝的流行病学

3

脂肪肝的症状与危害

4

脂肪肝的诊断

5

脂肪肝的防治策略

6

脂肪肝的筛查和随访

1

基础知识

认识肝脏

肝脏在人体内的位置

　　肝脏是人体的一个重要器官，位于腹腔中。对于健康成年人来说，肝脏的大部分位于右季肋区和腹上区，一小部分位于左季肋区（图1-1）。平卧位时，肝脏上界位于右锁骨中线第5肋间、右腋中线平第6肋骨，下界自右向左，先平齐肋弓下缘，再经腹上部斜向左上方，至左侧第7、8肋软骨接合处。肝脏的位置会因为体位改变和体形不同而略有差异。由于肝脏借冠状韧带连于膈肌，故在呼吸时，肝可随膈肌运动而上下移动。儿童肝脏的位置略低于成人，健康儿童肝脏可低于右侧肋弓下缘1～2厘米；青春期以后，肋弓下缘不易触及肝脏。

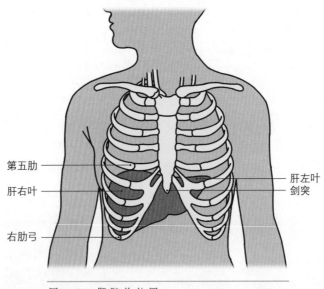

第五肋

肝右叶

右肋弓

肝左叶
剑突

图 1-1　肝脏的位置

成年人如果肝脏上界位置正常，同时在右肋缘下触及肝脏，则为"病理性肝肿大"（图1-2）。医生通过触诊，可大致判断肝脏肿大的程度、硬度，以及肝脏表面有无结节。脂肪肝时，常有肝脏轻度至中度肿大，可引起右上腹或右季肋区胀痛或不适。

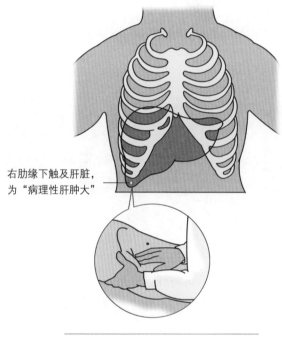

右肋缘下触及肝脏，为"病理性肝肿大"

图1-2　病理性肝肿大

肝脏的大体结构

肝脏是人体最大的腺体，也是最大的实质性脏器。中国成年人肝脏平均重量为1 300克左右，约为体重的1/50。肝脏呈棕红色，质软而脆，形状呈楔形，右端圆钝厚重，左端窄薄呈楔形。肝脏表面隆凸，被肝镰状韧带分为较大的肝右叶和较小的肝左叶（图1-3）。

肝下面有左右两条纵沟，中间有一条横沟，三条沟形成"H"形，是肝分叶的标志（图1-4）。横沟内有肝动脉、门静脉、肝内胆管、淋巴管和神经通过。

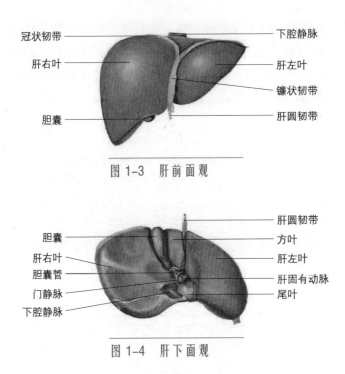

冠状韧带 —————— 下腔静脉

肝右叶 —————— 肝左叶

—————— 镰状韧带

—————— 肝圆韧带

胆囊 ——————

图 1-3　肝前面观

—————— 肝圆韧带

胆囊 —————— 方叶

肝右叶 —————— 肝左叶

胆囊管 ——————

门静脉 —————— 肝固有动脉

下腔静脉 —————— 尾叶

图 1-4　肝下面观

　　根据肝内血管和肝内裂隙，可将肝脏分为五叶、六段：左内叶、左外叶、右前叶、右后叶及尾叶；左外叶分为左外叶上段和左外叶下段，右后叶分为右后叶上段和右后叶下段，尾叶分为尾叶左侧段和尾叶右侧段。

肝脏的主要功能

　　大量实验证明，多种动物在完全切除肝脏后，无论采取什么样的治疗措施，其生命最多维持两三日。这说明肝脏是维持生命活动不可或缺的重要器官。人离开肝脏，即使应用"人工肝"血浆置换，同样很难生存较长时间，主要原因是肝脏有着极其复杂、至今仍难以替代的各种重要功能。

　　代谢功能　肝脏是人体内体积最大、物质代谢最活跃的器官。肝脏参与体内糖类、蛋白质、脂肪等代谢的重要环节，是人体热量代谢的中心。此外，肝脏还参与胆固醇、胆汁酸、磷脂、脂蛋白、胆红素、氨，以及维生素和激素等重要物质的代谢。我们每日摄入的食物中，含有蛋白质、脂肪、糖类（碳水化合物）、维生素和矿物质等各种营养物质，肝脏对这些经过胃肠道初步消化吸收的物质进行代谢，并将这些营养物质变成人体的一部分。肝脏是人体合成胆固醇最旺盛的器官。可想而知，如果肝脏"罢工"，人体的营养来源就会中断，生命必将受到威胁。

胆汁形成和分泌功能 肝细胞每天"生产"胆汁约 500 毫升。胆汁由肝内胆管和肝外胆管排泄，储存在胆囊中，并根据需要，通过胆囊管和胆总管把适量胆汁排到小肠，帮助脂肪的消化和吸收。如果肝脏不能合成和排泄胆汁，或肝内外胆管发生堵塞，会导致胆汁蓄积在肝脏和血液里，造成肝肿大和皮肤、巩膜黄染（俗称"黄疸"）。黄疸既可能由肝脏本身病变引起，也可能由肝外胆道及其周围病变引起，还可能由溶血引起。当出现黄疸时，需要认真排查原因。

解毒功能 肝脏常被誉为人体内的一个巨大"化工厂"，有 1 500 多种化学反应在肝脏中发生。外来或体内代谢产生的有毒物质（包括药物），都要在肝脏解毒，变成无毒或溶解度大的物质，最终随胆汁或尿液排出体外。正因为如此，肝脏不仅极易受到各种药物和毒物的损伤，当罹患严重肝病（如晚期肝硬化、重症肝炎）时，肝脏的解毒功能会大大减退，体内有毒物质会蓄积，不仅会损害其他器官功能，还会进一步加重肝脏病变。医生对严重肝病患者用药时应特别小心，即使使用保肝药物，也要慎重选择。

免疫防御功能 肝脏内富含吞噬细胞，这种细胞能吞噬和清除外来和内生的各种抗原（包括细菌、病毒），是机体防御系统的重要组成部分。吞噬细胞既是肝脏的"卫士"，也是全身脏器的"保护神"。进入血液的外来有害物质，尤其是颗粒性的抗原物质，在经过肝脏时，会被吞噬细胞吞噬、消化，或经吞噬细胞初步处理后，"交给"其他免疫细胞进一步清除。当肝脏有炎症反应时，血液或淋巴组织里的淋巴细胞会很快"赶到"肝脏，解决炎症的问题。

凝血功能 肝脏制造人体几乎所有的凝血因子，在人体凝血和抗凝两个系统的动态平衡中，起着重要的调节作用。严重肝病时，肝脏产生的凝血因子减少，患者容易出现凝血功能障碍，表现为鼻出血、牙龈出血和皮肤紫癜等。

造血、储血和调节循环血量功能 在胚胎第 8 ~ 12 周时，肝脏是主要的造血器官；新生儿的肝脏仍然有造血功能；长大后，肝脏不再造血。但在某些病理情况下，肝脏可以恢复造血功能。肝脏的血流量很大，血容

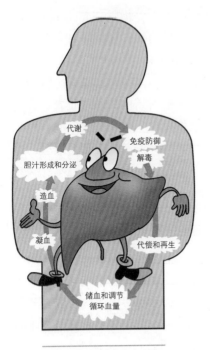

代谢

免疫防御

解毒

胆汁形成和分泌

造血

凝血

代偿和再生

储血和调节
循环血量

肝脏的主要功能

量也很大，这是因为血液通过两根血管（门静脉和肝动脉）流入肝脏，而经过另一根血管（肝静脉）流出肝脏。肝脏就像一个"血液储备库"，当身体其他器官需要时，可以提供一部分血液。比如，一个人发生了消化道大出血，血容量急剧下降，心、脑、肾经受不住缺血，肝脏可以"帮忙"，但代价是容易发生缺血性肝损伤。

代偿和再生功能 肝脏具有强大的代偿和再生能力。体外肝细胞培养研究证实，肝细胞具有强大的分裂、增殖能力，可连续分裂69次。动物实验研究发现，正常大鼠肝脏被切除三分之二，残存肝脏在两周后，就能再生恢复到原来的大小。人体肝脏同样具有强大的再生能力，正常肝脏大部切除术后约1年，残存肝脏可恢复到原来大小。因此，正常成人可以捐出半个肝脏来救治终末期肝病患者的生命。不过，中重度脂肪肝患者不能这样做，因为脂肪沉积的肝脏不是"称职"的肝脏，其再生速度也明显变慢。

肝脏的组织学结构

肝脏由肝小叶、肝内血管、胆管、结缔组织、淋巴和神经组成。肝脏的血管（图1-5）包括入肝血管和出肝血管。入肝血管，即血液流入肝脏的血管，包括肝动脉（占25%）和门静脉（占75%）；出肝血管，即血液流出肝脏的血管，为肝静脉。

肝动脉由腹腔内的腹主动脉－肝总动脉－肝固有动脉发出，是肝脏的营养血管，主要供给氧气。门静脉是由起源于腹腔脏器的一些静脉血管汇合而成，它是肝脏的功能性血管，收集胃肠道、胰腺及脾脏的静脉血，其中富含来自胃肠道吸收的营养物质，主要供给营养物质。肝静脉是由起源于肝小叶的中央静脉逐渐汇合而成，最后注入下腔静脉。

　　肝脏的胆道系统包括肝内胆道系统和肝外胆道系统两部分。肝内胆道系统包括肝内毛细胆管和小叶间胆管；肝外胆管包括左右肝管、肝总管、胆囊、胆囊管和胆总管。毛细胆管和小叶间胆管逐渐汇合形成左右肝管，左右肝管再汇合形成肝总管，肝总管与胆囊管汇合成胆总管。

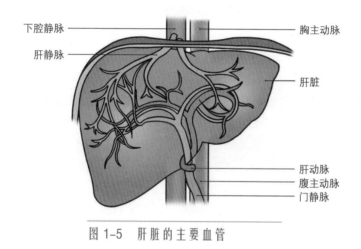

下腔静脉 —— 　　　　　　　　—— 胸主动脉

肝静脉 ——

　　　　　　　　　　　　　　　　—— 肝脏

　　　　　　　　　　　　　　　　—— 肝动脉
　　　　　　　　　　　　　　　　—— 腹主动脉
　　　　　　　　　　　　　　　　—— 门静脉

图 1-5　肝脏的主要血管

肝脏的细胞学组成

　　肝脏由多种细胞构成，包括肝细胞（肝实质细胞）、肝星状细胞、枯否细胞、窦内皮细胞和 pit 细胞等。肝细胞是构成肝脏的主要细胞，约占肝内细胞总数的 65%，肝细胞的总量占肝体积的 80%。肝脏中不同的细胞具有不同的结构和功能。

　　肝细胞由细胞核、细胞质和细胞膜组成，平均寿命通常大于 150 天。肝细胞内可有糖原、脂滴等包含物，包含物的含量往往在一定程度上反映了肝的代谢状态。肝细胞内的脂类主要以脂滴的形式存在。脂滴内含有脂肪酸、甘油三酯、胆固醇和胆固醇酯。正常肝细胞中的脂滴很少且小，在某些病理情况下，肝细胞内可堆积大量脂滴，即形成肝脂肪变。

认识脂肪肝

脂肪肝的形成原因

　　肝脏是脂肪代谢的重要场所，在脂肪的消化、吸收、分解、合成、运输等过程中，均起着重要作用。肝脏从血液中摄取游离脂肪酸，合成甘油三酯；随后再以极低密度脂蛋白的形式，将甘油三酯转运出肝。在某些病理情况下，肝细胞合成脂肪的能力增加，或转运脂肪入血的能力减退，肝细胞内就会堆积大量脂滴，即形成肝脂肪变。将肝组织切片染色，若在光学显微镜下出现 5% 以上的肝细胞脂肪变，就可诊断为脂肪肝。脂肪肝时，肝细胞内异常积聚的脂质主要是中性脂肪，即甘油三酯，其他脂类成分也相应增加，并伴有磷脂 / 胆固醇酯比例的下降。

　　需要注意的是，由于脂代谢酶的遗传性缺陷而导致磷脂、胆固醇、胆固醇酯等类脂在肝脏、脾脏等单核 – 吞噬细胞系统异常沉积的类脂质沉积病，不属于脂肪肝的范畴。

　　肝脂肪变虽然是一种病理学改变，但临床上绝大多数脂肪肝主要是通过肝脏 B 超、CT 和磁共振等影像学检查发现的。B 超检查结论中的肝脂肪浸润和脂肪肝，可能仅反映了肝脂肪变的程度轻重。

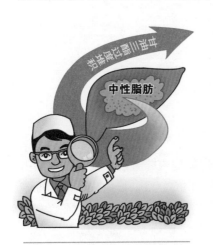

肝内甘油三酯过多导致脂肪肝

脂肪肝有急性与慢性之分

脂肪肝并非一种独立的疾病，而是各种原因引起的肝脏脂肪蓄积过多的一种病理状态，其病程和预后不一。与病毒性肝炎一样，脂肪肝也有急性和慢性之分。

根据光学显微镜下肝细胞内脂滴的大小，可分为小泡性肝脂肪变（图1-6）和大泡性肝脂肪变（图1-7）。前者通常起病急、病情重，表现为急性脂肪肝；后者起病隐匿，临床症状轻微且无特异性，表现为慢性脂肪肝。急性脂肪肝在临床非常少见，目前日益增多的主要是慢性脂肪肝。

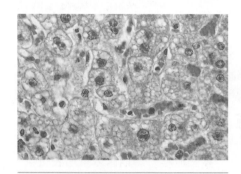

图 1-6 　小泡性肝脂肪变

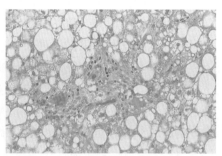

图 1-7 　大泡性肝脂肪变

急性脂肪肝的病因

急性脂肪肝非常少见，普通人群患病率为 1/16 000 ~ 1/7 000，但其分布国家和地区广泛。急性脂肪肝的主要特点是肝细胞在短时间内发生大量小泡性脂肪浸润，以黄疸、凝血功能障碍和肝功能急剧衰竭为主要临床特征，同时伴有脑、肾、胰腺等多脏器功能不全。多呈急性起病，临床表现和预后与急性重症病毒性肝炎相似，通常伴有明显的肝功能损害，严重病例可于起病后数小时内死亡。但若能及时得到有效诊治，病情可在短期内迅速好转，且不留任何后遗症。

急性脂肪肝的病因主要包括：妊娠急性脂肪肝，Reye 综合征，牙买加人呕吐病、丙戊酸钠、四环素、水杨酸等药物中毒，磷、四氯化碳、蜡样芽孢杆菌等毒素，先天性尿酸酶缺乏症，线粒体脂肪酸氧化基因缺陷，乙醇性泡沫样脂肪变性，等等。中国仅有妊娠急性脂肪肝、Reye 综合征，以及四氯化碳中毒性脂肪肝的零星报道，其中以妊娠急性脂肪肝相对多见。

妊娠急性脂肪肝是一种罕见，但十分严重的妊娠晚期急症，也是造成妊娠急性肝功能衰竭的原因之一。好发于首次妊娠、多胎妊娠、先兆子痫和怀有男性胎儿的孕妇。经常使用非甾体抗炎药也是其危险因素之一。

慢性脂肪肝的病因

鉴于急性脂肪肝是少见病，通常所说的脂肪肝，主要指以大泡性脂肪浸润为特征的慢性脂肪肝。多隐匿起病，临床表现轻微且无特异性，肝功能仅轻度异常或正常，常在健康体检或因胆石症、病毒性肝炎等疾病进行B超检查时被发现。病程相对较长，一般呈良性经过，但部分患者可发展为脂肪性肝炎、脂肪性肝硬化和肝细胞癌。慢性脂肪肝的病因主要包括以下几方面。

营养不良　恶性营养不良、消瘦、全胃肠外营养、热带儿童肝硬化、重度贫血、低氧血症、短期饥饿、体重急剧下降等。

内分泌紊乱　肥胖症、2型糖尿病、高脂血症、短期内体重增长过快、多囊卵巢综合征、皮质醇增多症、甲状腺功能减退等。

药物性肝损害　博来霉素、嘌呤霉素、四环素等抗生素，天冬酰胺、氮胞苷、氮尿苷、甲氨蝶呤等细胞毒性药物，以及苄丙酮香豆素钠、二氯乙烷、乙硫胺酸、溴乙烷、雌激素、糖皮质激素、酰肼、降糖氨酸、雄激素、黄樟醚等药物。

中毒性肝损害　锑、钡盐、硼酸盐、二硫化碳、铬酸盐、低原子量的稀土、铊化物、铀化物、有机溶剂、毒性蘑菇，以及酒精（乙醇）及其代谢产物乙醛等。

遗传性疾病　家族性肝脂肪变、半乳糖血症、糖原累积病、遗传性果糖不耐受、高胱氨酸尿症、高酪氨酸血症、Wilson病（肝豆状核变性）等。

其他疾病　丙型肝炎（丙肝）、自身免疫性肝炎、系统性红斑狼疮、炎症性肠病、胰腺疾病、获得性免疫缺陷综合征、结核病，以及空－回肠旁路术、胃成形术、广泛小肠切除术、胆胰转流术等外科手术后。

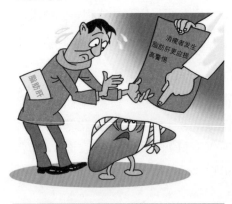

脂肪肝并非"胖人"专利

慢性脂肪肝的发生和发展，可以主要由一种病因引起，也可以由多种病因同时作用或先后参与。尽管检测手段先进，但迄今仍有 20% 左右的脂肪肝病因不明。在不同时期、不同国家和地区，以及不同人群中，脂肪肝的病因分布不一。肥胖、糖尿病和酒精滥用是目前中国居民脂肪肝的三大病因，营养不良性脂肪肝仅流行于部分经济落后地区，遗传性疾病引起的代谢性脂肪肝非常少见。

慢性脂肪肝的临床类型

根据病因，慢性脂肪肝可分为酒精滥用所致的酒精性脂肪性肝病，以及与肥胖和胰岛素抵抗相关的非酒精性脂肪性肝病。丙肝病毒感染、营养不良、肝豆状核变性、自身免疫性肝炎，以及药物与中毒性肝损害，也可导致肝细胞脂肪变。

酒精性脂肪性肝病 又称酒精性肝病，是由于长期过量饮酒所致的肝脏疾病。初期通常表现为轻症酒精性肝损害和酒精性脂肪肝，进而可发展为酒精性肝炎、酒精性肝纤维化和酒精性肝硬化。嗜酒者若频繁、大量饮酒，可诱发广泛肝细胞坏死，导致重症酒精性肝炎和肝功能衰竭，病死率高达 30% 以上。

酒精除了对肝脏造成损害外，对人体其他器官也有致病作用，可引起酒精性心肌病、胰腺炎等疾病。

非酒精性脂肪性肝病 非酒精性脂肪性肝病是一种与胰岛素抵抗和遗传易感性密切相关的代谢应激性肝损伤，其肝脏病理学改变与酒精性肝病相似，但患者无过量饮酒史或日常饮酒量不足以引起肝损害。

非酒精性脂肪性肝病是导致肝脏酶学指标异常和慢性肝病的最常见原因，在肥胖、糖尿病、高脂血症、高血压、高尿酸血症和多囊卵巢综合征等代谢综合征相关疾病患者中尤为多见。

非酒精性脂肪性肝病的疾病谱包括：单纯性脂肪肝、脂肪性肝炎、脂肪性肝硬化和隐源性肝硬化。其中，单纯性脂肪肝占 80% ~ 90%，为脂肪肝的早期表现，随着病因的去除，肝脂肪变可于数月、数周，甚或数日内恢复。脂肪性肝炎是非酒精性脂肪性肝病的严重类型，通常是单纯性脂肪肝进展为肝硬化和肝细胞癌的中间阶段。

慢性脂肪肝的病理类型

根据是否伴有肝脏炎症损伤和肝硬化，慢性脂肪肝又可分为单纯性脂肪肝、脂肪性肝炎、脂肪性肝纤维化和肝硬化三个主要病理类型。

单纯性脂肪肝 单纯性脂肪肝的主要病理改变是大泡性或以大泡为主的肝细胞脂肪变，不伴肝细胞坏死和肝细胞气球样变，肝脏没有明显的炎症细胞浸润，也没有肝纤维化。患者一般无明显不适症状，反映肝细胞损伤的指标（血清转氨酶）通常在正常范围。肝脏瞬时弹性检测（FibroScan 或 FibroTouch）显示仅有反映肝脂肪变的受控衰减指数（CAP）值增高，而肝脏弹性值（E 值）正常。

脂肪性肝炎 脂肪性肝炎除具有肝细胞脂肪变外，还有肝细胞气球样变性、坏死，肝细胞浆内有玻璃样小体和以中性粒细胞为主的炎性细胞浸润，静脉周围和细胞周围纤维组织增生，以及胆汁淤积等组织学异常。非酒精性脂肪性肝炎的肝细胞脂肪变性较明显，可伴有糖原核。酒精性肝炎患者肝脏有较多的玻璃样小体、中性粒细胞浸润和巨大线粒体。患者可有肝区肿痛等不适，血清转氨酶和细胞角蛋白增高，严重时可伴有发热、外周血白细胞和中性粒细胞升高。

脂肪性肝纤维化和肝硬化 脂肪性肝炎进一步发展可形成肝纤维化和肝硬化：1 期，肝细胞周围纤维化或门脉周围纤维化；2 期，肝细胞周围纤维化合并门脉周围纤维化；3 期，桥接纤维化或间隔纤维化；4 期，肝硬化。2 ~ 4 期肝纤维化，称为显著肝纤维化；3 期和 4 期肝纤维化，称为进展期肝纤维化。随着肝纤维化进展，肝脂肪变和小叶内炎症可减轻甚至消退，最终可出现没有脂肪性肝炎特征的"隐源性肝硬化"。脂肪性肝硬化患者的预后与乙肝肝硬化、丙肝肝硬化相同，同样可出现食管胃底静脉曲张破裂出血、肝癌、肝衰竭等并发症。

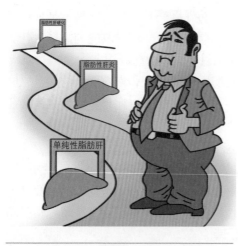

慢性脂肪肝"三部曲"

随着慢性病毒性肝炎得到有效防控，以及肥胖和嗜酒者增多，脂肪性肝硬化现已成为终末期肝病的重要原因。FibroScan 或 FibroTouch 检查肝脏弹性值可以准确反映有无显著肝纤维化和进展期肝纤维化。随访中，慢性脂肪肝患者肝脂肪变和炎症程度可以消退，增高的血清转氨酶水平亦可不断下降，但这并不总是意味着病情好转，除非同时存在反映肝脏纤维化的弹性值也在下降。如果肝脏弹性值不断增高，则提示肝纤维化在进展，发生肝硬化和肝细胞癌的风险增加。

脂肪肝的脂肪分布类型

弥漫性脂肪肝　B 超、CT 和磁共振等肝脏影像学检查发现的脂肪肝，最常表现为弥漫性、均匀性肝脂肪浸润。

局灶性脂肪肝　又称肝脏局灶性脂肪浸润，是指肝脏某一局部区域脂肪浸润，影像学上表现为局灶性或斑片状假性占位性病变。大多呈孤立结节，局限性分布，可单个、数个，甚至数十个，分布于肝左右两叶。结节大小不一，直径一般均小于 5 厘米。局灶性脂肪肝以肝右叶多见或较严重，可能与肠系膜上静脉内含量高的游离脂肪酸主要流入肝脏右叶有关。

局灶性脂肪肝的结节呈黄白色，好发部位多为肝外周的肝包膜下，少见于肝实质深部。病理切片显示，整个脂肪结节内呈弥漫性脂肪变性，结节周围肝细胞一般无脂肪浸润或仅有轻度脂肪变性。影像学上，局灶性脂肪肝分为五种类型：①叶或段的均一病变；②叶或段的结节状病变；③肝门附近的病变；④弥散的斑片状病变；⑤弥漫的小结节状病变。前两种多见，后三种类型相对少见，一般以叶、段内的区域性累及为多。

局灶性脂肪肝可发生于各年龄组人群，中老年人多见。由于病变范围小，临床表现多不明显或仅有轻微的非特异性症状，肝功能指标多无异常（同时并存其他肝病者例外）。

弥漫性脂肪肝伴正常肝岛　指弥漫性脂肪浸润累及整个肝脏，但每个叶或段的受累程度可以不一致，即在弥漫性肝细胞脂肪变性的基础上，出现低脂肪区或非脂肪区，CT 表现为在普遍密度降低的肝脏内出现相对高密度的区域。正常肝岛通常位于胆囊床、叶间裂附近，或包膜下，以左叶内侧段最常见。

了解肥胖与代谢综合征

认识肥胖

肥胖症是一种复杂的、多因素引起的、以脂肪组织增多为特征的危害健康的慢性疾病。发病机制涉及遗传、代谢、食欲调节、食物供给、进食行为、体育活动、文化因素等多方面。

肥胖依其发生原因，可分为由过度进食、运动不足引起的原发性肥胖（单纯性肥胖），以及由某些疾病引起的继发性肥胖（症状性肥胖）两大类。后者相对少见（5%），且随着基础疾患的改善，肥胖状况可改善。原发性肥胖主要是因为长期热量摄入超过热量消耗，剩余热量以中性脂肪的形式蓄积在脂肪组织内所致。

肥胖是指体内脂肪蓄积过多，男性体内脂肪含量大于25%、女性体内脂肪含量大于30%，可诊断为肥胖。由于体脂含量测定较困难，故临床上主要以体质指数（BMI）[体重（千克）除以身高（米）的平方]来判断超重和肥胖，单位是千克/米^2（kg/m^2）。

18岁以上的中国成人，体质指数小于18.5 kg/m^{2}为体重过低，体质指数介于18.5 ～ 22.9 kg/m^{2}为正常，体质指数介于23 ～ 24.9 kg/m^{2}为超重，体质指数介于25 ～ 29.9 kg/m^{2}为轻度肥胖，体质指数大于30 kg/m^{2}为重度肥胖。

原发性肥胖的诊断标准：体质指数大于25 kg/m^2，或

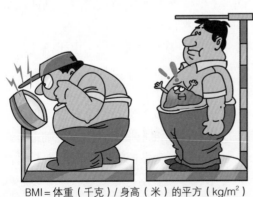

BMI＝体重（千克）/身高（米）的平方（kg/m^2）

体质指数（BMI）是衡量人体胖瘦的重要依据

体质指数未达肥胖标准但腹壁皮下脂肪厚度大于 3 厘米，或者腰围超标（成年男性腰围 ≥ 90 厘米，成年女性腰围 ≥ 80 厘米）。

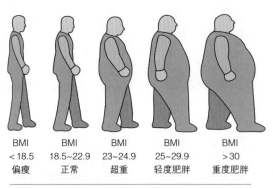

BMI	BMI	BMI	BMI	BMI
< 18.5	18.5~22.9	23~24.9	25~29.9	> 30
偏瘦	正常	超重	轻度肥胖	重度肥胖

中国成人体质指数标准

警惕内脏型肥胖

与皮下脂肪型肥胖（又称良性肥胖、外周型肥胖、梨形肥胖）患者相比，内脏型肥胖患者（又称恶性肥胖、中心型肥胖、腹型肥胖、苹果形肥胖），更易合并糖、脂和激素代谢紊乱，以及肥胖相关疾病，且减肥治疗效果反复性大。

内脏型肥胖的典型表现为腰围增粗。腰围比体质指数（BMI）反映的总体肥胖、皮下脂肪含量反映的外周型肥胖，更能反映脂肪肝的有无及轻重。也就是说，腰围比体质指数更能说明人体的健康状态。

胰岛素抵抗的定义

胰岛素抵抗是指各种原因导致的胰岛素促进葡萄糖摄取和利用的效率下降，机体代偿性分泌过多胰岛素，产生高胰岛素血症，以维持血糖的稳定。肥胖是导致胰岛素抵抗的最主要原因，胰岛素抵抗易导致脂肪肝、代谢综合征和 2 型糖尿病。

代谢综合征的基本概念

代谢综合征曾被称为"X 综合征""死亡四重奏""胰岛素抵抗综合征"和"肥胖综合征"等，是以胰岛素抵抗为"共同土壤"的心血管疾病危险

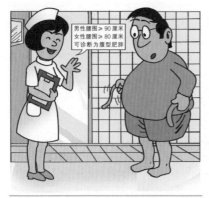

男性腰围 ≥ 90 厘米
女性腰围 ≥ 80 厘米
可诊断为腹型肥胖

内脏型肥胖的典型表现为腰围超标

因素的聚集状态。

代谢综合征主要包括：腹型肥胖、高甘油三酯血症、高密度脂蛋白胆固醇降低、血压升高和高血糖。此外，高尿酸血症、骨质疏松、黑棘皮病、多囊卵巢综合征、血管内皮功能障碍、铁超载、非酒精性脂肪性肝病等，亦是代谢综合征的组成部分。

具备以下三项或三项以上条件者，可诊断为代谢综合征：

1. 腹型肥胖：男性腰围 ≥ 90 厘米，女性腰围 ≥ 80 厘米。

2. 高血糖：空腹血糖 ≥ 6.1 毫摩 / 升，糖负荷 2 小时后血糖 ≥ 7.8 毫摩 / 升，或已确诊为糖尿病并治疗者。

3. 高血压：血压 ≥ 130/85 毫米汞柱，或已确诊为高血压并治疗者。

4. 空腹血清甘油三酯（TG）≥ 1.7 毫摩 / 升。

5. 空腹血清高密度脂蛋白胆固醇（HDL–C）< 1.04 毫摩 / 升。

非酒精性脂肪性肝病与代谢综合征互为因果

非酒精性脂肪性肝病与代谢综合征互为因果，且通常合并存在。一方面，非酒精性脂肪性肝病是代谢综合征累及肝脏的表现，代谢综合征促进非酒精性脂肪性肝病的发生和发展；另一方面，非酒精性脂肪性肝病比体质指数所反映的总体肥胖、腰围所反映的腹型肥胖，更能准确预测代谢综合征、2 型糖尿病和心血管疾病的发病风险。

高达 25% 的非酒精性脂肪性肝病患者首先"胖在肝"，之后才出现腰围增粗的内脏型肥胖，以及体质指数增加的总体肥胖，进而发生糖脂代谢紊乱和代谢综合征。非酒精性脂肪性肝病促进代谢综合征的发病，约三分之一的非酒精性脂肪性肝病患者尽管体重正常，但已存在代谢综合征。

合并代谢综合征的非酒精性脂肪性肝病患者在进行肝脏切除及肝脏移植手术前，需接受心血管病风险和脂肪肝严重程度的全面评估，并及时得到相应处理，以减少围手术期并发症和死亡。重度肥胖、代谢综合征、糖尿病和心血管事件是影响非酒精性脂肪性肝病患者肝移植术后远期预后的重要因素。

2

脂肪肝的流行病学

脂肪肝的流行现状

脂肪肝已成为中国第一大肝病

最近十余年来，中国慢性肝病的病因谱发生了显著变化。一方面，虽然慢性乙肝至今仍是导致国人肝病残疾和死亡的首要原因，全国慢性乙肝患者仍有2 000万人左右，但乙肝病毒携带率已经由1992年的9.75%下降到2006年的7.18%，5岁以下儿童乙肝病毒表面抗原携带率已降至1%以下，乙肝现已成为可以预防和有效控制的疾病。另一方面，随着生活方式的改变、人口老龄化，以及肥胖症和酒精滥用现象的日趋增多，中国脂肪肝患病率迅速增长，脂肪肝正成为中国越来越重要的慢性非传染性疾病。

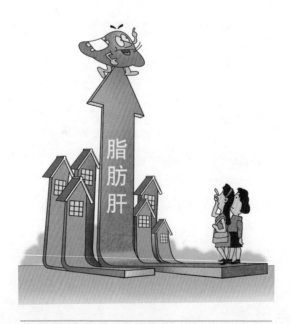

脂肪肝是中国第一大肝病

最近几项基于城市人口的抽样调查表明，中国成人脂肪肝患病率为12.5% ~ 35.4%。与过量饮酒相比，脂肪肝与肥胖的关系更为密切，高达80% ~ 90% 的脂肪肝患者并不饮酒。目前，代谢综合征和脂肪肝已成为中国居民健康体检中肝脏酶学指标异常的最常见原因，高达 75% 的血清转氨酶异常与脂肪肝有关。

尽管慢性乙肝至今仍是综合性医院肝病门诊最为常见的肝病，但与丙肝不同，乙肝病毒本身并不导致脂肪肝，乙肝病毒携带者及慢性乙肝患者脂肪肝的患病率通常低于普通人群。而中国居民最近十余年来，丙肝病毒感染率一直维持在较低水平（1% 左右）。

目前，脂肪肝已取代病毒性肝炎成为中国居民第一大肝脏疾病。由于中国肥胖和 2 型糖尿病的患病率呈明显增长趋势，故预计在不久的将来，中国脂肪肝的患病率还将进一步上升。

中国非酒精性脂肪性肝病患病率高达 15%

大中城市普通人群抽样调查显示，中国成人非酒精性脂肪性肝病的患病率约为15%（6.3% ~ 27%），其中80% ~ 90% 为单纯性脂肪肝，脂肪性肝硬化的患病率低于1%。在香港地区，超过四分之一的成年人患有非酒精性脂肪性肝病。随着生活方式的西化，以及肥胖、糖尿病患病率的升高，非酒精性脂肪性肝病患者数量必将越来越多。

目前，非酒精性脂肪性肝病占慢性肝病患者的49.3%。在健康体检发现血清转氨酶升高者中，非酒精性脂肪性肝病占75% 左右。在伴有血清转氨酶异常的肥胖患者中，非酒精性脂肪性肝炎的患病率为34%。血清转氨酶持续升高，特别是天门冬氨酸氨基转移酶（AST）与丙氨酸氨基转移酶（ALT）的比值（AST/ALT）大于1者，非酒精性脂肪性肝炎的检出率增加。遗憾的是，在综合性医院就医的肝病患者中，非酒精性脂肪性肝病所占比例仍较低。

不容小觑的酒精性肝病

在欧美和日本等发达国家，因过量饮酒引起的酒精性肝病的患病率居高不下，已成为酒精（乙醇）相关死亡的主要原因之一。遗憾的是，中国至今尚缺乏全国范围、大规模的酒精性肝病流行病学调查数据。

近年来，中国酒类生产和消费逐年增加。来自全国多个地区的流行病学调查显示，男性嗜酒率和酒精性肝病患病率均显著高于女性；一些少数民族居民酒精性肝病的患病率高于汉族居民。来自医院的临床病例分析显示，在酗酒超过 5 年者中，酒精性脂肪肝、酒精性肝炎和酒精性肝硬化的患病率分别为 50%、10%、10%。中国的一项大样本、多中心住院患者调查发现，酒精性肝病在肝病住院患者中所占比例逐年增高，且肝脏损伤的严重程度与饮酒量和饮酒持续时间密切相关。西安唐都医院的研究显示，酒精中毒是肝功能衰竭越来越重要的病因或诱因。在过去的十余年间，因肝癌、肝衰竭等并发症而接受肝移植的嗜酒者数量不断增多。由此可见，酒精性肝病已成为中国一个不可忽视的重要问题。

脂肪肝的常见诱因

不良生活方式"催生"脂肪肝

随着医疗卫生条件的改善和人们生活水平的提高，感染性疾病已不再是人类健康的第一"杀手"，而与不良行为和生活方式有关的非传染性疾病正日益增多。其中，现代化的工作环境，多坐少动的生活方式，高脂肪、高热量的膳食结构，以及生活懒散和经常熬夜等因素，与脂肪肝的发生密切相关。

不合理的膳食结构 随着经济的发展，中国居民膳食结构和营养组成发生了明显变化，表现为粮食消耗量呈下降趋势，动物性食物消耗量成倍增长。人体热量和营养素的摄入量明显增加，且来自饱和脂肪、单糖、双糖的热量上升。高脂肪、高热量食品（包括含果糖饮料）消耗过多与肥胖和脂肪肝关系密切。

不良的饮食习惯 过量进食、频繁进食、吃零食、喜甜食和荤食、常吃夜宵、不吃早餐等不良饮食习惯，为肥胖和脂肪肝的发病提供条件。比起同等热量的早餐或午餐，一顿丰盛的晚餐更容易导致肥胖和脂肪肝。

多坐少动的生活方式 绝大多数脂肪肝患者习惯久坐，有些患者甚至从不参加体育运动。人体主要通过体力活动消耗多余热量，没有被消耗的热量会转化为脂肪储存。在肥胖的形成原因中，活动过少与摄食过多同等重要。当脂肪沉积于皮下时，表现为肥胖；当脂肪堆积在肝脏时，就出现了脂肪肝。

酒精滥用 近30年来，中国居民酒类产品的消费量增长迅速，中国现已成为全球酒精消耗量最大的国家之一。统计资料显示：1984年中国酒精消耗量为711.3万吨，1993年为1 846万吨，2001年达到了3 069.87万吨。2005年，中国酒类年总产量已高达3 463万吨。当前，中国习惯性饮酒者数量不断增多，儿童和青少年饮酒已不少见，且人均酒精消耗量逐年增加。尽管少量饮酒并不增加脂肪肝的发病率，但过量饮酒肯定会导致肝损害。

遗传易感性 有肥胖症、糖尿病、高脂血症、高血压、冠心病、脑卒中，以及脂肪肝家族史者，容易发生脂肪肝。家族中有上述疾病的成员越多，特别是母亲或双亲有上述疾病者，发生脂肪肝的风险越高；发病年龄越小，则发病后进展速度越快。

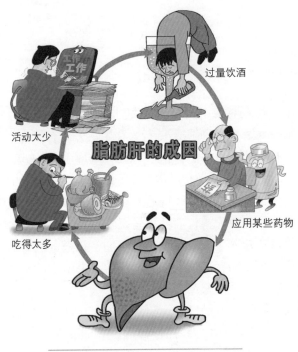

不良生活方式"催生"脂肪肝

过量饮酒是酒精性肝病的"元凶"

酒精是一把"双刃剑"，正常成人少量饮酒可能有益健康，但过量饮酒肯定有害。酒精性肝病的患病率与日均酒精摄入量、饮酒年限，以及总酒精摄入量呈正相关。

目前，国际上尚无统一的安全饮酒量标准。一般地说，平均每天摄入酒精量大于 80 克、持续 5 年以上，90% ~ 95% 的人将发生酒精性脂肪肝，20% ~ 40% 的酒精性脂肪肝将发展为酒精性肝炎和肝纤维化。若仍不戒酒或减少饮酒量，10 年以后，8% ~ 20% 的酒精性肝炎会发展为肝硬化，其中 3% ~ 10% 将发生肝细胞癌。

此外，短期、反复、大量饮酒，也可导致酒精性肝炎，进而导致肝炎活动和肝功能恶化。英国和意大利将日均饮用酒精 30 克，作为罹患酒精性肝病的危险剂量。美国国立卫生研究院将男性在 2 小时内饮用含 60 克酒精（女性为 48 克酒精）的酒类，定义为"狂饮"；每天饮用上述酒精量的含酒饮料，定义为"重度饮酒"。中国浙江的流行病学调查显示，每日饮用含酒精 45 克

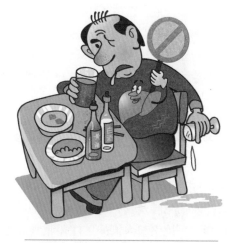

长期过量饮酒导致酒精性肝病

的酒类 5 年以上者，酒精性肝病的患病率高达 30%。国外学者（Pequignot 等）报道，每日摄入酒精 40 ~ 60 克，发生肝硬化的相对危险性升高 6 倍；每日摄入酒精 60 ~ 80 克，发生肝硬化的相对危险性升高 14 倍；每日极重度饮酒（摄入酒精 210 克），22 年后，50% 的嗜酒者将发生酒精性肝硬化，33 年后，这一比例高达 88%。

特别提醒

　　含酒精饮料的毒性主要与其酒精含量有关。不管是啤酒、红酒、黄酒，还是白酒，只要饮用的酒精量超标，就会危害健康。

酒精与饮酒量的换算公式

酒精摄入量（克）= 饮酒量（毫升）× 酒精含量（%）× 酒精比重（0.8）

例如，某人饮用了 100 毫升（接近人们通常所说的"2 两"）50 度的白酒，那么他的酒精摄入量为：$100 \times 50\% \times 0.8 = 40$ 克。

需要提醒的是，啤酒度数并不表示酒精含量，而是表示啤酒的生产原料麦芽汁的浓度。通常，12 度的啤酒，酒精度为 3.3% ~ 5.0%。

肥胖是损害肝脏的重要因素

近 30 年来，全球肥胖症的发病率增长迅速，肥胖对健康的危害已远远超过营养不良。曾经以"低体重"著称的中国人，特别是慢性肝病患者，同样面临肥胖及其相关代谢综合征的威胁。作为损害肝脏健康的重要因素，肥胖越来越引起人们的关注。肥胖症不仅会导致血脂紊乱、高血压、糖尿病、心脑血管疾病和恶性肿瘤，还与肝病残疾和死亡密切相关。

作为人体物质代谢中枢和第二热量贮库的肝脏，最易因为代谢应激而发生损伤。肥胖是引起健康体检者血清转氨酶升高的常见原因，肥胖者中非酒精性脂肪性肝病（60% ~ 90%）、非酒精性脂肪性肝炎（20% ~ 25%），非酒精性脂肪性肝硬化（2% ~ 8%）的患病率很高。

肥胖与脂肪肝的关系，比过量饮酒与脂肪肝的关系更为密切，且肥胖可加剧酒精性肝损害的发生和发展。肥胖不仅是隐源性肝硬化、酒精性肝硬化患者并发肝细胞癌的重要危险因素，还可能影响病毒性肝炎和肝硬化的治疗效果。早期评估和有效干预肥胖和代谢紊乱，可改善肝病患者的预后。此外，肥胖还可导致肝移植术后非酒精性脂肪性肝病复发、原发性移植肝无功能，并降低术后存活率。

脂肪肝的常见危险因素

酒精性肝病

饮酒量和持续时间　中华医学会肝病学分会推荐的安全饮酒限量为男性每周酒精摄入量小于 210 克（女性为 140 克）。若每日摄入酒精量大于 40 克（女性大于 20 克）、持续 5 年以上，或者 2 周内有大量饮酒史（每天摄入酒精超过 80 克），就有可能导致酒精性肝病。

饮酒方式和习惯　空腹饮酒或同时饮用不同种类的酒，可增加肝损伤风险。狂饮可能导致急性脑功能损伤、意外死亡和伤害，以及暴力事件等。重度饮酒者，发生酒精滥用、酒精依赖和酒精性肝病的风险增加。快速、大量饮酒可导致急性酒精性肝炎。长期饮酒者若在短时间内大量狂饮，可导致酒精性肝炎急性发作，严重者可出现肝功能衰竭和肝性脑病。

性别　在酒精摄入量相同的情况下，女性比男性更易患酒精性肝病。这可能与不同性别人群对酒精的吸收能力，以及酒精代谢产物对肝脏的损伤力不同有关。尽管男性酒精性肝病的患病率显著高于女性，但若将酒精饮用量调整至同一水平，女性发生肝损伤的风险比男性更大。

遗传及个体差异　虽然酒精的累计摄取量与肝脏损伤风险呈正比，但我们仍可见到这样的现象：一些极重度嗜酒者从不发生肝损伤，而一些饮酒量在"安全范围"者，却发生了酒精性肝损害，提示酒精性肝病的发生存在个体差异。嗜酒有家族性，在同卵双生儿中，嗜酒、酒精中毒和肝硬化的一致率、饮酒行为的相关性等，均高于异卵双生儿。此外，乙醇脱氢酶、乙醛脱氢酶和细胞色素 P450 等参与乙醇代谢的主要酶类，确实存在种族和个体差异。饮酒后脸红往往存在乙醛脱氢酶活性不足的情况，此时若继续饮酒，则比饮酒后不脸红者更易发生肝损伤。

肥胖　美国的一项调查发现，儿童肝功能（血清转氨酶）异常率，以饮酒加肥胖组最高。另有学者调查发现，超重的嗜酒者发生酒精性脂肪肝、

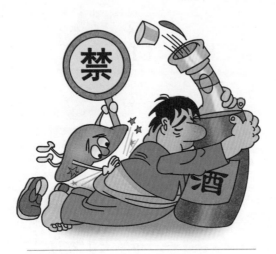

胖人酗酒，更易发生酒精性肝病

脂肪性肝炎和脂肪性肝硬化的危险性分别增加2.5倍、3.0倍和2.5倍。意大利的调查发现，重度饮酒者和肥胖者，脂肪肝的患病率显著高于正常人群；肥胖伴重度饮酒者，脂肪肝患病率高达94.5%。

营养不良 长期嗜酒者可出现不同程度的热量、蛋白质、维生素和矿物质缺乏性营养不良，而营养不良和酒精对肝脏具有协同损伤作用。

肝炎病毒感染 各型急性病毒性肝炎，以及慢性乙肝、丙肝急性发作时，即使少量饮酒，也可能导致肝炎重症化；慢性乙肝病毒携带者或乙肝表面抗原携带者，可能无安全的饮酒剂量。饮酒与丙肝病毒感染在导致肝硬化、肝癌的发病中，具有明显的协同作用。

其他 饮酒时吸烟，不管是主动吸烟，还是被动吸烟，都有可能增加酒精的肝毒性。适量饮茶和咖啡，则对嗜酒者的肝脏具有保护作用。酒精与许多药物之间存在相互作用，饮酒后服用对乙酰氨基酚等药物，可能诱发重症肝炎和肝衰竭。

特别提醒

由于中国人在饮酒的同时，常喜欢摄入高脂肪、高热量食物，故合并肥胖、糖尿病的嗜酒者越来越多见。肥胖、糖尿病和饮酒对肝脏的损害有协同作用，可导致脂肪肝和脂肪性肝炎，进而促进肝硬化和肝细胞癌的发生。值得一提的是，酒精性脂肪肝患者颈动脉粥样硬化斑块的检出率与非酒精性脂肪性肝病患者相近，提示心血管疾病同样也是嗜酒者的重要死因。

非酒精性脂肪性肝病

现有的流行病学调查发现，我国居民非酒精性脂肪性肝病的危险因素与西方和亚洲其他国家相似。

肥胖及其相关疾病　与欧美人种不同，亚洲人不太"耐胖"。也就是说，在同等体质指数前提下，亚洲人体脂含量更高，且脂肪更容易蓄积在腹部和内脏。近期体重和腰围增加与脂肪肝发病密切相关，腰围比体质指数更能准确预测脂肪肝。

种族差异和遗传易感性　非酒精性脂肪性肝病的发病亦存在种族差异和遗传易感性，一些易感基因与非酒精性脂肪性肝病的发生和发展密切相关。

年龄与性别　6岁以下儿童非酒精性脂肪性肝病少见，随年龄增加，脂肪肝的患病率不断增加，65～75岁达高峰。55岁以前，男性脂肪肝的患病率高于女性，其后女性脂肪肝患病率迅速增加，甚至高于男性。

其他　包括受教育程度低、家庭收入高、体力活动少、含糖饮料或饱和脂肪摄入过多、进食总量过多、进食过快，以及肥胖、糖尿病和脂肪肝家族史。此外，高尿酸血症、甲状腺功能减退症、垂体功能减退症、睡眠呼吸暂停综合征、多囊卵巢综合征、性功能减退、黑棘皮病、维生素 D 缺乏和骨质疏松等，都可能是非酒精性脂肪性肝病的危险因素。

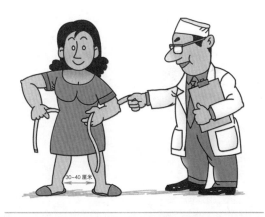

腰围比体质指数更能反映脂肪肝的有无及轻重

越来越常见的儿童脂肪肝

与肥胖相关的非酒精性脂肪性肝病是儿童和青少年最常见的慢性肝脏疾病。随着肥胖症的全球化流行，儿童脂肪肝越来越常见，世界各地肥胖儿童脂肪肝的患病率为23% ~ 77%。一般地说，10岁以上儿童非酒精性脂肪性肝病的患病率比低龄儿童高；小于3岁的超重或肥胖儿童很少发生脂肪肝，除非并存某些可以导致肝脂肪变的遗传性疾病。

日本的一项涉及800余名4 ~ 12岁儿童的肝脏超声检查显示，脂肪肝患病率为2.6%，肥胖为其主要危险因素。中国上海1 180名9 ~ 14岁学生肝脏超声检查发现，脂肪肝患病率为2.1%，肥胖和超重学生的脂肪肝患病率分别为13.8%和2.9%。第3次美国健康与营养调查显示，2 ~ 19岁人群脂肪肝患病率为9.6%，而肥胖儿童和青少年脂肪肝的患病率高达38%。

在肥胖儿童中，短期内体重迅速增长是非酒精性脂肪性肝病的重要危险因素。与正常体重、同年龄青春期男性青少年相比，超重（特定性别和特定年龄体质指数 > 第85百分位）或肥胖（ > 第95百分位）青少年非酒精性脂肪性肝病的患病率更高，且在体质指数、年龄相同的个体中，男性比女性更易发生脂肪肝。低出生体重儿童早期的"生长追赶"与早期肥胖相关，也是非酒精性脂肪性肝病的危险因素，母乳喂养能降低这一风险。有肥胖、胰岛素抵抗、非酒精性脂肪性肝病、2型糖尿病家族史的儿童，非酒精性脂肪肝病高发。软饮料的过量饮用（高糖）、睡眠呼吸暂停综合征和黑棘皮病，也与非酒精性脂肪性肝病相关。

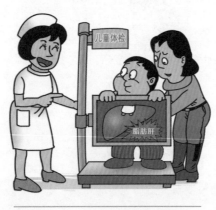

肥胖儿童中，脂肪肝发病率高

3

脂肪肝的症状与危害

急性脂肪肝的症状与危害

急性脂肪肝的临床表现类似于急性重症病毒性肝炎，起病急骤，常有乏力、恶心、呕吐和不同程度的黄疸，甚至出现嗜睡、昏迷和癫痫大发作。严重病例可在短期内迅速发生低血糖、少尿、皮肤黏膜出血和脑水肿，病死率高。但若能得到及时治疗，病情可在短期内迅速好转，不留慢性肝炎等后遗症。当然，也有部分急性脂肪肝病例临床表现轻微，仅有一过性呕吐及肝功能损害的表现。

妊娠急性脂肪肝一般发生于妊娠第 7～9 个月，常于上呼吸道感染后起病，主要表现为伴有出血倾向和暴发性肝功能衰竭的多脏器功能衰竭，常伴有高血压、蛋白尿、少尿，以及急性胰腺炎征象，黄疸明显，但皮肤瘙痒罕见。

Reye 综合征主要见于儿童，多在流行性感冒或水痘后出现，某些患儿有近期服用水杨酸类药物史。患儿在出现剧烈恶心、呕吐后，迅速陷入昏迷，肝脏可肿大，但无黄疸和局灶性神经体征。

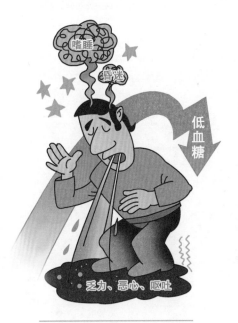

急性脂肪肝起病急，病情重

慢性脂肪肝的症状与危害

脂肪肝不是一种独立的疾病

很多时候，脂肪肝不是一种独立的疾病，而是全身疾病累及肝脏的一种病理改变。非酒精性脂肪性肝病是肥胖症和代谢综合征在肝脏的表现之一。所谓"代谢综合征"，是指以内脏型肥胖为中心，以胰岛素抵抗所导致的糖、脂代谢紊乱和全身性炎症为共同发病机制，涉及全身各系统的一组疾病，包括肥胖症、糖尿病、高脂血症、高血压、冠心病、痛风、胆石症、睡眠呼吸暂停综合征等。脂肪肝常与这些疾病同时存在，或脂肪肝的出现，预示着即将发生这些疾病。

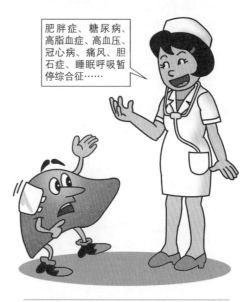

脂肪肝与多种疾病相关

酒精性脂肪肝常伴有与酒精中毒相关的其他病变，如酒精依赖、酒精戒断症状、胰腺炎、周围神经炎等。

营养不良性脂肪肝常与慢性消耗性疾病同时存在，如结核病、溃疡性结肠炎等，患者往往有低体重、贫血、低蛋白血症和维生素缺乏的表现。

症状轻重与病变程度密切相关

慢性脂肪肝通常起病隐匿，临床表现与其病因（酒精性与非酒精性）、病期（单纯性脂肪肝、脂肪性肝炎、肝硬化，以及肝硬化是否失代偿）、肝炎活动的有无及其严重程度，以及原发疾病或伴随疾病有关。

单纯性脂肪肝通常起病隐匿，症状轻微且无特异性。部分患者在其漫长病程中，除有原发疾病的表现外，还可出现肝区疼痛、腹胀、乏力、纳差等症状，主要与肝脂肪浸润导致肝肿大、肝包膜过度紧张有关。极少数酒精性脂肪肝，以及合并糖尿病的脂肪肝患者可因肝细胞脂肪迅速沉积或并发脂肪性肝炎，而出现右上腹疼痛、局部肌紧张和反跳痛，并可伴有发热、外周血白细胞总数增加、中性粒细胞比例升高等全身炎症反应的表现，易被误诊为外科急腹症。

肝肿大为慢性脂肪肝的常见体征，发生率高达75%，多为肝脏轻至中度肿大，表面光滑、边缘圆钝、质地正常或稍硬，无明显压痛。脾肿大的检出率在脂肪性肝炎病例中一般不超过25%。约15%的脂肪肝患者出现轻度胆汁淤积性黄疸，在肝内脂肪被清除后，黄疸即可消退。

"无症状"不代表"病变轻"

与大多数其他慢性肝病一样，慢性脂肪肝患者的临床表现与其组织学改变相关性差。有些患者即使已发生脂肪性肝炎，甚至肝硬化，症状有时仍可缺如。因此，B超检查提示肝脂肪浸润者，应及时去医院接受进一步检查，明确脂肪肝的病因及可能并存的其他疾病。由于影响脂肪肝临床表现的因素众多，故不能仅仅根据临床表现来判断肝脂肪变程度，以及是否并发脂肪性肝炎或肝硬化。在慢性脂肪肝的某一阶段，没有肝病症状并不提示预后良好，因为许多脂肪性肝硬化和肝细胞癌患者在肝功能衰竭和门脉高压并发症发生之前，往往呈"良性"临床经过。

酒精性肝病：症状轻重不一，危害巨大

酒精虽然可引起严重的肝脏损伤，但有时可以没有任何肝病相关症状和体征。部分患者是通过健康体检，或因肺炎、肋骨骨折、脑损伤，以及其他器官的酒精性损害（如胰腺、心脏、脑、周围神经等）就诊时，被偶然发现的。

酒精性肝病可分为几个发展阶段：初期为酒精性脂肪肝，继而逐渐发展为酒精性肝炎、酒精性肝纤维化和酒精性肝硬化。酒精性肝病的临床表现轻重不一：轻者仅表现为无症状的肝肿大；重者可出现门静脉高压和腹水，甚至肝功能衰竭。在酒精性肝病的整个发展过程中，均可并发肝内胆汁淤积、低血糖、门静脉高压和溶血性贫血。

一般情况下，酒精性脂肪肝患者症状较轻，酒精性肝炎和酒精性肝硬化患者症状较重。酒精性肝炎是酒精性肝病活动期的表现，可发生在酒精性肝病的任一阶段。据统计，在门诊看病的酒精性肝病患者中，约1%～33%存在酒精性肝炎。酒精性肝炎患者发病前往往有大量饮酒史，可有食欲不振、恶心、呕吐、全身倦怠等症状；病情较重者（10%～20%）有发热、腹痛、黄疸、体重明显减轻、肝脾肿大和肝区压痛，甚至出现可逆性门脉高压、腹水、胃肠道出血、肝性脑病等危重症状。值得注意的是，约20%的酒精性肝炎患者即使戒酒，肝病仍有可能继续发展，最终发生肝硬化，或因病情恶化而死亡。

酒精性肝硬化患者平均在 50 岁左右出现症状，常于 60 岁前后死亡。早期常无明显不适，以后逐渐出现肝功能损害和门静脉高压的表现，如体重减轻、食欲减退、腹痛、乏力、倦怠、发热、尿色深、黄疸、鼻衄、牙龈出血、肝脾肿大等，与其他病因所致肝硬化的临床表现大致相同。

酒精性肝硬化患者发生肝癌的风险很高。一旦发生肝硬化，即使戒酒，往往也不能完全防止肝癌的发生。酒精性肝硬化合并肝癌的症状是在原有症状的基础上，出现原因不明的症状恶化、疲乏、衰弱无力等，腹痛也更为严重，肝脏更加肿大且可伴有压痛。

此外，酒精性肝病患者还可有酒精依赖、酒精戒断，以及各种维生素缺乏的表现，如末梢神经炎、口角炎、舌炎、皮肤瘀斑等，亦可因大量饮酒而猝死。

非酒精性脂肪性肝病：症状轻，危害不小

非酒精性脂肪性肝病是胰岛素抵抗和代谢综合征累及肝脏的表现，80%～90%的患者处于单纯性脂肪肝阶段。代谢综合征的出现，往往提示患者可能已从单纯性脂肪肝发展为脂肪性肝炎。而糖尿病的出现，则意味着这些患者的肝病进展快，肝硬化和肝癌的发生风险高。

据统计，48%～100%的非酒精性脂肪性肝病患者无肝病症状，多在常规体检中因肝功能异常、肝脏肿大，或肝脏超声检查提示"明亮肝"而被偶然发现。约36%的非酒精性脂肪性肝炎患者有乏力、右上腹不适、睡眠障碍等症状。

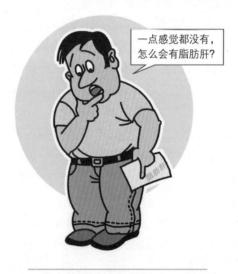

多数非酒精性脂肪肝患者无症状

一般地说，非酒精性单纯性脂肪肝患者肝病进展缓慢，10～20年内发生肝硬化的比例很低，仅为0.6%～3%；非酒精性脂肪性肝炎患者10～15年内肝硬化的发生率高达15%～25%；非酒精性脂肪性肝硬化多发生在65岁以上的老年人群中，其中40%～62%的人在5～7年内出现并发症，如肝细胞癌等。值得注意的是，酒精性肝病相关肝癌都发生在肝硬化的基础上，而非酒精性脂肪性肝病相关肝癌，可发生在脂肪性肝炎，甚至单纯性脂肪肝时。长达20年的随访发现，非酒精性脂肪性肝病患者

肝细胞癌的患病率为 0.5%，而非酒精性脂肪性肝炎患者肝细胞癌的患病率高达 2.8%。肥胖症、代谢综合征和 2 型糖尿病是非酒精性脂肪性肝病患者肝细胞癌高发的"帮凶"。

非酒精性脂肪性肝病患者预期寿命缩短，主要死亡原因为心血管疾病和恶性肿瘤。肝癌、肝衰竭等，主要发生在非酒精性脂肪性肝炎，特别是并发肝硬化的患者中。

非酒精性脂肪性肝病的肝外表现

恶性肿瘤　肥胖症、胰岛素抵抗和 2 型糖尿病、非酒精性脂肪性肝病，都可显著增加结肠癌、胆囊癌、胰腺癌、肺腺癌、乳腺癌、前列腺癌、肝细胞癌等恶性肿瘤的发病率。非酒精性脂肪性肝病患者，特别是合并肝脏酶学指标异常或肝活检确诊为脂肪性肝炎者，结直肠腺瘤及结直肠癌的发病风险显著增加，这些患者需定期进行大便隐血试验和结肠镜检查。

2 型糖尿病　非酒精性脂肪性肝病与 2 型糖尿病常合并存在，21% ~ 45% 的非酒精性脂肪性肝病患者合并糖尿病，而在 2 型糖尿病患者中，非酒精性脂肪性肝病患病率高达 42%。

众所周知，2 型糖尿病、肥胖和高脂血症同为非酒精性脂肪性肝病发生和发展的重要危险因素，但在代谢综合征其他组分和传统损肝因素缺如

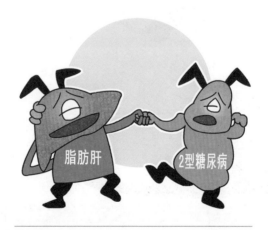

脂肪肝与 2 型糖尿病是一对"难兄难弟"

的情况下，高血糖症本身能否导致肝脂肪变至今尚有争论，因为 1 型糖尿病患者脂肪肝的患病率（5%）显著低于 2 型糖尿病患者。

事实上，非酒精性脂肪性肝病更有可能是 2 型糖尿病的危险因素和前期病变。影像学诊断的弥漫性脂肪肝和不明原因的肝脏酶学指标（丙氨酸氨基转移酶和谷氨酰转肽酶）持续异常是 2 型糖尿病和动脉粥样硬化发病的独立预测因素，而肝脏脂肪沉积的改善可以使糖尿病发病风险显著降低。

合并糖尿病的非酒精性脂肪性肝病患者更有可能是脂肪性肝炎，而非单纯性脂肪肝。糖尿病是各种类型慢性肝病患者发生肝硬化、肝癌和肝功能衰竭的独立危险因素，高达 13.3% 的糖尿病患者死于肝细胞癌和肝硬化。此外，2 型糖尿病还可增加慢性肝病患者动脉粥样硬化的患病率。

心脑血管疾病　非酒精性脂肪性肝病患者心脑血管疾病和外周血管疾病的发病率增加，而心脑血管疾病是导致非酒精性脂肪性肝病患者寿命缩短的重要因素。非酒精性脂肪性肝病患者发生糖尿病和动脉粥样硬化性血管疾病，比发生肝硬化更早、更多、更致命。

与欧美等地的发达国家不同，脑血管病是导致中国，特别是农村人口残疾和死亡的首要原因。中国每年有 150 万 ~ 200 万新发脑卒中病例，其中 70% 为以动脉粥样硬化为基础的缺血性脑卒中。有研究发现，血清丙氨酸氨基转移酶（ALT）或谷氨酰转肽酶（GGT）水平升高 10 单位 / 升，会增加 54% 脑卒中风险，以及 34% 冠心病和脑卒中的共风险。年龄大、收缩压升高和空腹血糖升高是非酒精性脂肪性肝病患者发生急性缺血性脑卒中的独立危险因素。有效控制非酒精性脂肪性肝病患者，特别是老年患者的血压和血糖水平，可能有助于预防缺血性脑卒中的发生。

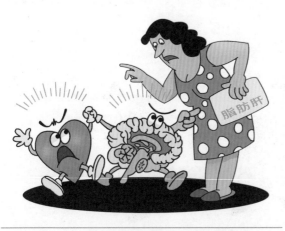

心脑血管疾病是导致脂肪肝患者寿命缩短的重要因素

胆石症 据统计，非酒精性脂肪性肝病患者胆石症的发病风险比健康人群增加 2.5 倍，约 55% 的胆石症患者合并脂肪肝，且通常是先有脂肪肝，然后出现胆囊胆固醇结晶和胆囊结石。胆固醇结石的形成主要与高脂肪、高热量膳食，以及肥胖、糖尿病、高脂血症有关，脂肪肝可能是胆石症形成的危险因素。不吃早餐、极低热量饮食减肥、低饱和脂肪酸伴高不饱和脂肪酸膳食、应用贝特类降脂药物、减肥手术等导致体重快速下降，均可促进胆固醇结石的形成。

慢性肾病 流行病学调查发现，非酒精性脂肪性肝病患者慢性肾病的发生率增加，主要表现为肾小球滤过率下降、尿微量白蛋白增高。

在肥胖儿童中，合并脂肪肝者较单纯肥胖者尿液 α1 微球蛋白、微量白蛋白、免疫球蛋白显著升高，且随着代谢异常的加重，肾功能指标变化加剧，提示非酒精性脂肪性肝病与早期肾功能损害和慢性肾病之间有密切关系。因此，对于非酒精性脂肪性肝病患儿，不仅应对其肝病进行积极治疗，更应该全面评估其发生慢性肾病的危险性，以便更有效地预防其成年后慢性肾病的发生。

儿童脂肪肝的症状与危害

脂肪肝很少在 10 岁以下儿童中发病。大多数患儿无症状，常因偶然发现的肝脏酶学指标异常而确诊。即使部分患儿有症状，往往也没有特异性，如疲劳、乏力、右上腹不适、模糊的腹部疼痛等。多数患儿合并肥胖症，或有近期体重和腰围增长过快史，可合并糖耐量异常（10%）、2 型糖尿病（2%），以及高脂血症和高血压。患儿通常有非酒精性脂肪性肝病和糖尿病家族史。体检常见肝脏肿大（50%）和黑棘皮病（30% ~ 50%）。非酒精性脂肪性肝病患儿的生活质量较同龄儿童明显下降。

血清转氨酶轻中度升高是最常见的生化改变，转氨酶水平与体重变化平行。此外，高胰岛素血症、血清甘油三酯和谷氨酰转肽酶（GGT）升高，以及低滴度抗平滑肌抗体阳性，在儿童脂肪肝患者中也较常见。

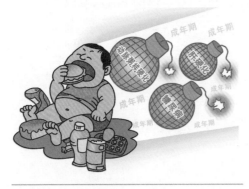

儿童脂肪肝的危害比成人更大

特别提醒

儿童脂肪肝患者进入成年期后，常很快并发糖尿病、动脉粥样硬化和肝硬化。与同龄普通人群相比，患者无肝移植生存时间明显缩短，标化死亡风险增加 13.6 倍。此外，儿童脂肪肝患者的病死率增高还与肥胖和代谢性并发症有关，脂肪肝是儿童心血管疾病的独立危险因素。

4

脂肪肝的诊断

完整的脂肪肝诊断应包括脂肪肝的病因及诱因、病变程度和分期，以及伴随疾病状态和并发症等诸方面。对于脂肪肝高危人群或疑似脂肪肝患者，医生需通过详细询问病史、全面体格检查、针对性的实验室检查和肝脏影像学检查，甚至肝活检组织学检查，综合判断有无脂肪肝、脂肪肝的病因及诱因、有无脂肪性肝炎和肝硬化，以及伴随疾病和并发症等，从而客观评估患者的病情、判断预后，并制订个体化的防治和随访方案。

询问病史

询问饮酒史

鉴于饮酒行为在中国居民，特别是男性群体中非常普遍，而一次大量饮酒（狂饮）、酒精滥用和酒精依赖是导致肝脏损伤的重要原因。因此，所有肝功能异常和（或）B超检查疑似脂肪肝或肝硬化者，均应主动并真实地向医生告知饮酒史，包括：是否饮酒，每次饮酒量是否大于60克酒精（狂饮），近1年（特别是近3月）每周平均饮酒量多少，近2周是否每天都狂饮，曾经饮酒者是否已戒酒1年以上，等等。

每月饮酒多于2次或经常狂饮者，应通过CAGE问卷（表4-1）和密西根酗酒调查问卷（表4-2），评估自己是否存在饮酒相关问题。

表4-1　CAGE问卷

问　题	是 （分值）	否 （分值）
1. 你是否曾经想过要减少饮酒？	1	0
2. 是否有人厌恶你饮酒而批评你？	1	0
3. 你是否认为饮酒不好或对饮酒有负罪感？	1	0
4. 你是否早上醒来就想通过喝酒来稳定你的情绪或摆脱宿醉？	1	0

注：每个问题的肯定回答计1分；有2个或以上的回答为"是"者，高度提示酒精依赖或酒精滥用。

表4-2 密西根酗酒调查问卷

问　题	是（分值）	否（分值）
1. 你认为你是一名正常饮酒者吗？	0	2
2. 你曾有隔天晚上喝酒，次晨醒来想不起前晚经历的一部分事情吗？	2	0
3. 你的配偶、父母或其他近亲曾对你饮酒感到担心或抱怨吗？	1	0
4. 当喝了1～2杯酒后，你能不费力地控制不再喝酒吗？	0	2
5. 你曾对饮酒感到内疚吗？	1	0
6. 你的亲友认为你的饮酒习惯和一般人差不多吗？	0	2
7. 当你打算不喝酒的时候，你可以做到吗？	0	2
8. 你是否参加过戒酒的有关活动？	5	0
9. 你曾在饮酒后与人斗殴吗？	1	0
10. 你曾因饮酒问题与配偶、父母或其他近亲产生过矛盾吗？	2	0
11. 你的配偶（或其他家族成员）曾为你饮酒的事而求助他人吗？	2	0
12. 你曾因饮酒而导致与好友分手吗？	2	0
13. 你曾因饮酒而在工作、学习上出现问题吗？	2	0
14. 你曾因饮酒而被解雇过吗？	2	0
15. 你曾连续两天以上一直饮酒而不去上班或置家庭责任而不顾吗？	2	0
16. 你经常在上午饮酒吗？	1	0
17. 医生曾说你的肝脏有问题或有肝硬化吗？	2	0
18. 在大量饮酒后，你曾出现震颤、谵妄，或听到实际上不存在的声音、看到实际上不存在的东西吗？	2	0
19. 你曾因为饮酒引起的问题去求助他人吗？	2	0
20. 你曾因为饮酒引起的问题而去医院看病吗？	2	0
21. 你曾因为饮酒引起的问题而在精神病院或综合医院精神科住院吗？	2	0
22. 你曾因部分原因是饮酒导致的情绪问题，而求助于精神科或其他科医生，以及社会工作者或心理咨询人员吗？	2	0
23. 你曾因饮酒后或醉酒驾车而被罚款或拘留过吗？（如果有，共　次）	每次2分	0
24. 你曾因饮酒行为而被拘留数小时以上吗？（如有过，共　次）	每次2分	0

注：积分在3分以下，无饮酒相关问题；4分为可疑酒精依赖者；5～12分为酒精依赖；12分以上为严重酒精依赖。

询问体重及腰围变化

随着饮食结构的西化和生活方式的改变，肥胖已与肝炎病毒和酒精滥用共同成为慢性肝病的三大病因。当前，体形消瘦或肥胖已经不再是简单的个人美丑问题，而是对人体健康的一大挑战。

体重与慢性肝病关系密切。无论是营养不良（低体重）还是肥胖，都有可能导致脂肪肝和肝酶学指标异常。体重或体质指数偏离正常值范围越大、持续时间越长，导致肝脏损害的可能性越大。体形消瘦或体重正常的成年人，若在短期内体重和（或）腰围轻微增加，尽管没有达到超重和内脏型肥胖的诊断标准，也有可能促进脂肪肝和代谢紊乱的发病。绝经后女性短期内体重增加，可导致代谢综合征和脂肪肝的发病率急剧升高。低出生体重新生儿若在婴幼儿时期营养过剩（特别是没有母乳喂养时）、体重快速增长，到了儿童和青少年期，比相同体重儿童更易发生脂肪肝和代谢紊乱。

保护肝脏，应从关注自己的体重和腰围做起。肝病患者在就诊时，应大胆向医生求证当前或曾经的肥胖是否与目前的转氨酶升高、脂肪肝、慢性肝炎或肝硬化有关。

特别提醒

与欧美人种相比，汉族人更不耐胖，在相对较低的体重和腰围情况下，就可引起代谢紊乱和脂肪肝。中国成人肥胖和腹型肥胖的诊断标准较低，千万不要等到出现重度肥胖，甚至并发症后，才感觉到"体重超标"。

询问其他相关病史

肥胖、糖尿病、代谢综合征和心脑血管病相关病史，脂肪肝、病毒性肝炎家族史，近期膳食、运动和睡眠情况，吸烟史，月经史，用药史，手术史，过敏史等，均有助于脂肪肝和肝功能异常的鉴别诊断。

全面体格检查

关注健康，必须关注体重。体重与人类健康之间呈"U"形关系，"过"与"不及"都可导致包括肝病在内的众多疾病高发。

患者应常规测量身高（米）和体重（千克），并计算体质指数（BMI）。中国成人体质指数的正常值范围为 18.5 ~ 23.9 kg/m^2。

体质指数正常和增高者，应进一步测定腰围、臀围和动脉血压，并计算腰臀比，明确有无内脏型肥胖和高血压。

体质指数明显降低者，需进一步测量上臂肌围、上臂围、三头肌皮褶厚度和手握力，以判断肌肉组织及脂肪贮存情况和有无肌小症。这些人体学参数的正常值范围因性别、年龄、人种而异，实测数据与正常参考值的比例可用于判断有无营养不良及程度，也可用作患者营养状况好转或恶化的判断指标。测量值占正常参考值的 90% ~ 80% 为轻度营养不良，79% ~ 60% 为中度营养不良，<60% 为重度营养不良。不过，上臂肌围、上臂围、三头肌皮褶厚度虽然可反映体内蛋白质含量变化和贮存情况，但这些指标敏感性不高，常在营养不良发生数月后，才出现变化。

需要注意的是，肝硬化患者即使存在肌肉和脂肪消耗，也可因水钠潴留和腹腔积液（腹水）而导致体重和腰围超标。没有腹水的肝硬化患者，体质指数 < 22 kg/m^2 为营养不良，轻度腹水患者体质指数 <23 kg/m^2 提示可能存在营养不良，大量腹水者体质指数 <25 kg/m^2 提示可能存在营养不良。

此外，慢性肝病患者还需关注有无毛发稀疏脱落、肌肉萎缩、皮肤巩膜黄染、皮肤淤点淤斑、黑棘皮症（颈部和腋窝）、睑黄瘤（眼睑胆固醇沉积）、蜘蛛痣、肝掌（朱砂掌）、男性乳房发育、肝脾肿大、腹水和下肢水肿等情况。定期测量体重和腰围，并结合 24 小时尿量，可早期发现腹水和下肢水肿。

影像学检查

传统影像学检查方法有 3 种

实时超声（B 超）、电子计算机断层扫描（CT）和磁共振（MRI）检查，可判断脂肪肝的有无和肝内脂肪分布类型，明确有无明显肝硬化、肝内占位（如囊肿、血管瘤、肝癌）、胆囊炎、胆石症、肝脾肿大、腹水等情况。

B 超（图 4-1）对弥漫性脂肪肝的诊断敏感性较高。CT（图 4-2）诊断脂肪肝的特异性可能高于 B 超，但价格贵，且患者在检查时不可避免地需要接触 X 线。磁共振检查价格最贵，且对弥漫性脂肪肝的诊断价值并不优于 B 超。因此，临床上主要依靠 B 超来发现及随访脂肪肝。CT 增强扫描和磁共振检查，主要用于验证 B 超发现的局灶性脂肪肝、弥漫性脂肪肝伴正常肝岛，以及脂肪肝合并肝占位性病变，以免漏诊肝脏恶性肿瘤。

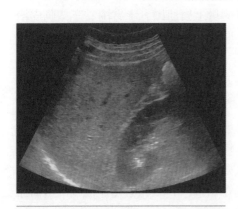

图 4-1　脂肪肝超声影像

不过，B 超、CT 等影像学检查无法敏感检出轻度肝脂肪变和早期肝硬化，不能区分单纯性脂肪肝与脂肪性肝炎，也不能提示脂肪肝的病因。同时，脂肪肝的影像学特征是非特异性的，影像学专家对图像判断的一致性也有待提高。

超声是诊断和随访脂肪肝的首选工具

在超声声像图上，脂肪肝的特征性改变为肝实质内弥漫细密的高回声

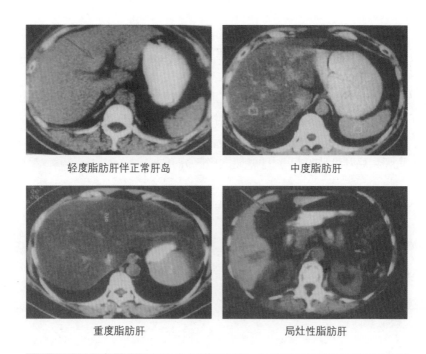

轻度脂肪肝伴正常肝岛　　　　　中度脂肪肝

重度脂肪肝　　　　　局灶性脂肪肝

图 4-2　脂肪肝 CT 影像

斑点（"明亮肝"），肝静脉和门静脉分支随病变加重而变细变窄，显示不清晰，肝深部回声衰减加重，肝脏肿大、饱满，肝缘变钝。当肝细胞脂肪变大于 30% 时，B 超就可检出；当肝脂肪变达 50% 以上时，超声诊断的敏感性高达 90%。彩色多普勒超声对鉴别局灶性脂肪肝有一定参考价值。

　　诊断标准　①肝实质点状高回声（肝脏的回声水平大于脾脏和肾脏）；②肝脏远场回声衰减；③肝内脉管显示不清。凡具备第 1 项加第 2、3 项之一者，可确诊；仅具备第 1 项者，可作为疑似诊断。

　　按脂肪肝的超声特征，可粗略判断肝脂肪变的程度。轻度：光点细密，近场回声增强，远场回声轻度衰减，血管结构清晰；中度：光点细密，近场回声增强，远场回声衰减明显，血管结构不清晰；重度：光点细密，近场回声显著增强，远场回声显著衰减，血管结构不能辨认。

　　优势　简便、价廉、无创，是目前诊断脂肪肝和监测其变化的首选方法，同时也被应用于脂肪肝的流行病学调查。动态比较治疗前后超声声像图变化，可粗略判断脂肪肝是否好转或加重，是否出现肝硬化、肝癌和胆石症等疾病。

不足　由于存在操作者影响因素，超声量化肝脂肪变性的重复性有待提高。肥胖者的腹壁肥厚，可使B超的声像图衰减，导致假阳性结果。当然，更为常见的情况是，假阴性率太高，因为B超难以准确检出肝脂肪变在5%~30%的轻度脂肪肝。由于乙肝合并脂肪肝，以及儿童脂肪肝患者的肝脂肪变程度通常较轻，故B超对这些患者脂肪肝的诊断价值有限。B超诊断脂肪肝的另一个常见问题是无法将肝脂肪化的不均匀分布（非均质性脂肪肝和局灶性脂肪肝）与癌灶准确区分开来。

非均质性脂肪肝主要有三种形态：①肝实质大部分被脂肪浸润，仅见少数孤立的正常肝区域（正常肝岛），超声声像图上表现为普通高回声中有局灶性低回声区，形成假瘤征，不易与癌灶区别；②肝实质内脂肪片状浸润，超声声像图上显示小片状高回声区；③脂肪叶段浸润，受累叶段显示强回声，与正常肝叶或段界限清楚。当遇到上述情况时，患者常需抽血化验甲胎蛋白等肿瘤标志物，并接受CT和（或）磁共振检查，帮助诊断。必要时，还需在超声引导下进行肝活检，来证实或排除肝癌。

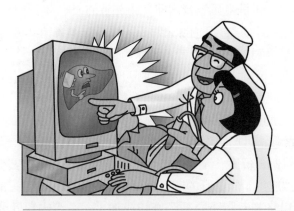

超声是诊断和随访脂肪肝的首选工具

新型影像学检查已问世

近年来，磁共振波谱分析、磁共振瞬时弹性测定，以及基于超声的瞬时弹性测定仪（FibroScan 和 FibroTouch）和声辐射压力脉冲弹性成像等，被用于脂肪肝和肝纤维化的早期诊断及定量评估。磁共振波谱分析及瞬时弹性测定是当前检测肝脏脂肪含量和肝纤维化的最好方法，甚至可被用于诊断脂肪性肝炎。由于需要特殊软件，且检查价格昂贵，基于磁共振的检查项目目前主要用于科学研究。在中国广泛开展的主要是基于超声的瞬时弹性检测技术（FibroScan 和 FibroTouch）。

肝脏弹性检测：脂肪肝、肝硬化"一箭双雕"

在影像学检查中，目前最热门的是 FibroScan 和 FibroTouch 等肝脏瞬时弹性检测技术。瞬时弹性记录仪通过振动控制瞬时弹性成像技术测定肝脏硬度，来间接评估肝纤维化及肝硬化。

测定肝脏硬度　瞬时弹性记录仪可以敏感判断慢性肝病患者是否存在肝纤维化和肝硬化。肝脏弹性值越大，提示肝纤维化程度越重，将来发生肝硬化并发症的风险越大。随访过程中，若肝脏弹性值下降，提示肝纤维化减轻，肝癌风险降低。国内外的大量研究表明：FibroScan 对显著肝纤维化的诊断敏感性为 70%，特异性为 84%；而对肝硬化的诊断敏感性和特异性高达 90% 以上。不过，FibroScan 对轻度肝纤维化的诊断敏感性较差，且对肝纤维化程度的判断需结合病因。FibroScan 诊断慢性乙肝、慢性丙肝、酒精性和非酒精性脂肪性肝病患者各期肝纤维化和肝硬化的肝脏弹性值的阈值略有差异。有研究显示，FibroTouch 诊断肝纤维化的效果与 FibroScan 相近。

此外，肝脏弹性值还可能因为充血性心力衰竭、中重度肝炎活动（血清 ALT 大于 200 单位 / 升）、中重度脂肪肝、胆汁淤积、高胆红素血症（总胆红素大于 51 微摩 / 升）等因素，而"假性"升高（即在上述情况下，肝脏弹性值反映的肝纤维化可能会被"高判"）。

肝脏硬度值与肝纤维化程度之间的关系可以参考图 4-3，其中肝脏硬度值（Kpa）F0-F1 为正常，F2 为轻度肝纤维化，F2-F3 为中度肝纤维化，F3 为间隔纤维化，F3-F4 为进展期肝纤维化，F4 为肝硬化。

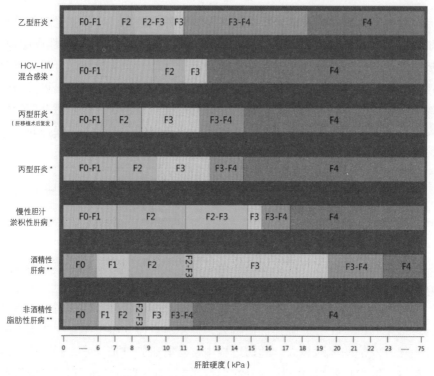

图 4-3　肝脏硬度与肝纤维化分期表

　　测定肝脂肪变程度　瞬时弹性记录仪利用超声在脂肪组织中传播出现显著衰减的特征，通过受控衰减参数（CAP）来定量检测肝脂肪变程度。目前，FibroScan 新机型以及 FibroTouch（图 4-4）可以同时完成肝硬度及 CAP 值的测定，从而兼顾评价肝纤维化和肝脂肪变。CAP 是一种新颖而有前途的脂肪肝无创检测技术，比 B 超和 CT 更敏感，可准确检测肝脂肪变 > 5% 的脂肪肝。同时，CAP 值反映的肝脂肪变，可能不受肝脏疾病病因的影响；与肝活检相比，CAP 更少受到抽样误差的干扰，因为其检测面积比肝活检组织大 100 倍；CAP 值与脂肪肝及其基础疾病（肥胖、糖脂代谢紊乱和代谢综合征）关系密切，随访过程中 CAP 值的变化，可在一定程度上反映肝脂肪变和代谢紊乱的好转或进展。

优势与不足 目前，瞬时弹性检测技术已在慢性肝病患者中广泛应用，并被证实有很高的准确性，具有快速、无创、定量、可重复、受操作者主观影响少等优点。当然，瞬时弹性检测技术目前还存在一些局限性。比如，在肥胖（主要是皮肤至肝包膜距离大于 2.5 厘米者）、肋间隙狭窄、腹水等患者中，测量失败率高。随着体质指数增加，检测成功率呈下降趋势，体质指数 > 28 kg/m² 是导致 CAP 检测失败的主要原因。皮肤至肝包膜距离大于 2.5 厘米者，即使能成功进行检测，测得的 CAP 值通常也比真实 CAP 值高 60 单位左右。因此，在应用 CAP 值判断有无肝脂肪变及其程度时，必须考虑皮肤至肝包膜距离是否大于 2.5 厘米。FibroTouch 检测的成功率高于 FibroScan，但其诊断肝脂肪变和肝纤维化的有效率仍有待更多临床试验证实。目前，暂不推荐孕妇和腹水患者接受肝脏瞬时弹性检测。

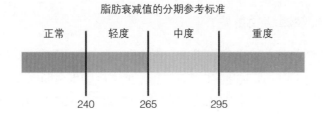

脂肪衰减值的分期参考标准

| 正常 | 轻度 | 中度 | 重度 |

240　　265　　295

备注：本标准为初步分期标准，仅供专业人员参考，需结合临床表现及其他检查结果，进行综合分析解释。

图 4-4 CAP 值与肝脂肪变的关系

血液学检查

B 超和 FibroScan/FibroTouch 等影像学检查提示脂肪肝者，需进行血常规、肝功能、血脂、血糖等血液学检查；血清转氨酶升高的脂肪肝患者，还需抽血检测乙肝病毒表面抗原、抗丙肝抗体（抗 –HCV）、抗核抗体、铜蓝蛋白等指标，以确定脂肪肝的病因和病变程度。

非酒精性脂肪性肝病

疑似非酒精性脂肪性肝病患者，血液学检查可发现：血红蛋白、血糖、前白蛋白 / 白蛋白、胆碱酯酶、甘油三酯、低密度脂蛋白胆固醇和尿酸升高；高密度脂蛋白胆固醇下降；天冬氨酸氨基转移酶（AST）与丙氨酸氨基转移酶（ALT）升高，两者的比值（AST/ALT）通常小于 1。

空腹血糖介于 5.6 ～ 7.1 毫摩 / 升（空腹血糖受损）者，需进一步检测空腹血胰岛素（结合空腹血糖计算胰岛素抵抗指数）、糖化血红蛋白，以及餐后 2 小时血糖，明确有无胰岛素抵抗、糖耐量异常和糖尿病；若存在肥胖、糖调节受损、甘油三酯升高、高密度脂蛋白胆固醇下降、血压升高 5 项指标中的 3 项或 3 项以上，提示存在代谢综合征。

10% ～ 20% 的非酒精性脂肪性肝病患者有血清转氨酶升高，在没有其他肝损因素存在的前提下，转氨酶持续升高半年以上，提示可能已发生非酒精性脂肪性肝炎。不过，血清转氨酶升高与否并不能准确区分单纯性脂肪肝与脂肪性肝炎，代谢综合征及细胞角蛋白 –18（CK–18）的 M30 和 M65 升高，有助于非酒精性脂肪性肝炎的诊断。

营养不良性脂肪肝

疑似营养不良性脂肪肝患者，血液学检查可发现红细胞和血红蛋白减少（贫血），淋巴细胞计数下降，前白蛋白／白蛋白、总胆固醇、转铁蛋白等降低。

酒精性肝病

疑似酒精性肝病患者，血液学检查可发现血平均红细胞体积、谷胺酰转肽酶（GGT）、尿酸、甘油三酯、高密度脂蛋白胆固醇、血清转氨酶升高，AST 与 ALT 的比值大于 1.5。

酒精性肝病患者若出现外周血白细胞总数和中性粒细胞升高、C 反应蛋白和丙氨酸氨基转移酶（ALT）轻中度升高（100 至 300 单位／升），提示存在酒精性肝炎。结合总胆红素水平和凝血酶原时间，可判断严重程度：两者均正常或仅有胆红素轻度升高者，为轻度酒精性肝炎；总胆红素大于85.5 微摩／升（5 毫克／分升），为中度酒精性肝炎；若同时伴有凝血酶原时间延长 4 秒以上，则为重度酒精性肝炎。

妊娠急性脂肪肝

疑似妊娠急性脂肪肝患者，血液学检查可发现总胆红素、直接胆红素、血氨升高，而前白蛋白／白蛋白、血糖、胆碱酯酶下降。若同时有血肌酐和尿素氮升高、凝血酶原时间延长，甚至出现弥散性血管内凝血的表现，则提示病情严重，病死率高。

肝硬化

疑似肝硬化患者，若出现血清白蛋白下降、白蛋白与球蛋白的比值下降、总胆红素升高，以及凝血酶原时间延长，提示肝脏贮备功能失代偿。此时，需定期监测血甲胎蛋白含量。若甲胎蛋白含量升高，提示可能并发肝细胞癌。

合并其他肝病

乙肝病毒表面抗原阳性者，需进一步检测乙肝病毒脱氧核糖核酸（HBV

DNA），阳性者提示存在乙肝。尽管乙肝不会导致脂肪肝，但其转氨酶升高通常与乙肝活动有关。

抗丙肝抗体（抗 –HCV）阳性者，需进一步检测丙肝病毒核糖核酸（HCV RNA），HCV RNA 阳性且为基因 3 型感染者，肝脂肪变和转氨酶升高可能都是丙肝所致；其他类型 HCV 感染者的肝脂肪变，应寻找其他原因。

血铜蓝蛋白下降，24 小时尿铜升高和（或）眼科检查发现角膜有铜沉积（K–F 环）者，提示存在肝豆状核变性（Wilson 病）。

抗核抗体阳性者，需进一步检测球蛋白、免疫球蛋白、抗平滑肌抗体等多种自身抗体，以确定有无自身免疫性肝炎或系统性红斑狼疮等风湿性疾病。

乙肝、丙肝、酒精性肝病患者，若满足代谢综合征的诊断标准，则需考虑并存胰岛素抵抗和代谢应激性肝损伤，即合并存在非酒精性脂肪性肝病。

**特别
提醒**

非酒精性脂肪性肝病患者血清转氨酶升高的特点

• 仅 10% ~ 20% 的患者有转氨酶升高，多为轻度升高且很少超过 200 单位 / 升；

• 持续时间长且无明显波动，除非同时有体重或腰围变化；

• 无发热、纳差、厌油等肝炎症状；

• 以 ALT 升高为主，AST 与 ALT 的比值（AST/ALT）通常小于 1；

• AST/ALT 大于 1.3 时，提示并发进展性肝纤维化；

• 随着肝纤维化进展，血清转氨酶水平可以缓慢下降；

• 发展至肝硬化时，转氨酶往往已恢复至正常水平；

• 转氨酶升高不是判断非酒精性脂肪性肝炎及其预后的良好指标。

肝活检病理学检查

病理学检查是诊断肝病的"金标准"

随着实验诊断学和放射影像学的发展和普及，肝病的诊断能力已得到很大提高。然而，无创伤性检查并不能完全代替病理学检查。肝脏病理学检查有助于了解肝脏疾病的病因和发病机制，明确肝脂肪变、炎症及纤维化的程度，从而完善治疗方案、评估疗效和判断预后。此外，病理学描述还可为慢性肝病提供肝脂肪变程度、肝炎活动分级、肝纤维化分期的量化指标。在更好的方法问世并被证实有效之

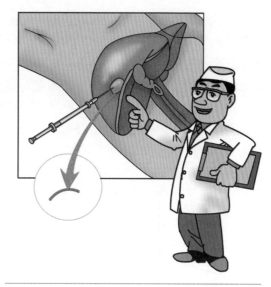

肝活检病理学检查是诊断肝病的"金标准"

前，肝活检仍是肝病诊断和疾病分期的重要手段。

肝穿刺活检术的成功率高达95%，确诊率为70% ~ 90%。若病理学家与临床专家密切合作，诊断率有望提高至95%。

肝活检注意事项

肝活检是一项有损伤的侵入性检查，存在抽样误差、一定的危险性和并发症，应严格掌握适应证和禁忌证，并充分做好术前准备。

检查前　首先，医生应与患者及其家属共同探讨检查方案，充分沟通，明确检查目的，告知肝活检的必要性、利益和风险，并获得患方知情同意。肝活检的并发症少见，主要包括：误伤邻近器官，如穿透胆囊、右侧胸腔、结肠或肾脏，或者肝内损伤（肝内血肿、胆道出血或动静脉瘘），以大出血最为严重。其次，所有患者均需评估停用抗凝药的风险，以及肝活检术中及术后的潜在出血风险。尽管目前尚无确切证据，但肝活检术前通常需停用抗血小板药物或抗凝药物数天，确切时间取决于患者的具体病情、所用药物种类，以及肝活检时潜在的出血风险。一般地说，抗血小板药物需停用数天至十天，华法林需停用 5 天以上，肝素类药物需停用 12 ~ 24 小时。肝活检术后 48 ~ 72 小时，可以开始应用抗小板药物；术后第 2 天，可开始应用华法林。

检查中　肝活检术应由具备丰富操作经验和能处理各种并发症的医生来操作，需有专门操作室，且具备足够空间。最好通过 B 超定位最佳穿刺点，以降低并发症的发生风险。肝活检时使用镇静药物是安全的，不会增加操作风险。鉴于非肿瘤性弥漫性肝病的诊断、分级和分期有赖于足够大小的肝组织，故宜使用 16 G 的活检针，并获得 2 厘米以上长度的肝组织标本。

检查后　患者应绝对卧床休息 4 ~ 6 小时，同时医生应密切监测患者的生命体征，每 15 分钟测量 1 次血压和心率，至少持续 1 小时。

肝活检病理学检查的适应证

1. 慢性肝炎的分级和分期；

2. 原因不明的肝功能损害、肝内胆汁淤积、肝脾肿大的诊断；

3. 脂肪性肝病的鉴别诊断；

4. 明确药物与中毒性肝病的诊断，特别是评价非肝脏疾病治疗新药的肝毒性；

5. 肝移植术后肝脏情况，以及肾移植后肝脏并发症的评估；

6. 药物治疗效果及安全性的评价；

7. 肝脏假性占位或肝内占位性病变性质的判断；

8. 不明原因发热、多系统浸润性疾病、肝脏肉芽肿性疾病的鉴别诊断。

肝活检病理学检查的禁忌证

1. 无论有无影像学技术引导，均禁用于不愿或不能合作的患者；

2. 不能合作但又需进行肝活检的患者，需在全身麻醉下进行，或经颈静脉肝活检；

3. 有明显腹水者，一般采用经颈静脉或腹腔镜下肝活检；

4. 影像学提示存在肝脏大血管病变者，一定要在实时超声引导下进行；

5. 存在出血与凝血指标异常者，能否肝活检取决于当地医疗条件，并权衡肝活检的利弊。

脂肪肝患者需要进行肝活检的八种情况

多数肝病患者经过询问病史、体格检查，以及必要的实验室和影像学检查就可明确诊断，无需肝活检协助诊断。在脂肪肝患者中，肝活检组织病理学检查主要用于以下情况：

1. 局灶性脂肪肝或弥漫性脂肪肝伴正常肝岛，难以与恶性肿瘤区别；

2. 探明某些少见的脂肪性肝病病因，如胆固醇酯贮积病、糖原贮积病、肝豆状核变性（Wilson 病）、自身免疫性肝炎等；

3. 明确合并糖尿病和代谢综合征的非酒精性脂肪性肝病患者是否存在脂肪性肝炎；

4. 戒酒后酒精性肝病未改善或酒精性肝病有不能解释的临床或生化异常表现者，以及酒精性肝炎考虑皮质类固醇激素治疗前，需排除活动性感染者；

5. 肥胖性脂肪肝患者减少原有体重的 7% ~ 10% 后，肝酶学指标仍持续异常者；

6. 怀疑重症肝炎系脂肪肝所致，需明确诊断并了解病因者；

7. 评估某些血清学指标或影像学方法诊断脂肪性肝炎和肝纤维化的可靠性，以及进行非酒精性脂肪性肝炎的新药临床试验时；

8. 怀疑多种病因引起的脂肪肝或肝功能损害，需通过肝活检明确具体病因或以何种病因为主者。

脂肪肝的诊断原则

酒精性肝病

有持续 5 年以上的过量饮酒史（男性平均每天摄入酒精大于 40 克，女性为 20 克），或连续 2 周每天大量饮酒（每天摄入酒精量大于 80 克），实验室和影像学检查证实肝病的存在，并能排除其他病因，可明确酒精性肝病的诊断。

在多病因肝病患者中，酒精的具体作用有时难以评估，但过量饮酒至少是引起肝损伤的"帮凶"。70% 的酒精性肝病患者血清 AST 与 ALT 的比值（AST/ALT）大于 2，若该比值大于 3，则高度提示酒精性肝病；谷氨酰转肽酶（GGT）和平均红细胞体积（MCV）升高，也提示存在酒精中毒。

拟诊酒精性肝病者，需进一步细分其临床类型（轻症酒精性肝病、酒精性脂肪肝、酒精性肝炎、酒精性肝硬化），并明确有无酒精滥用所致的心肌病、骨骼肌萎缩、胰腺功能障碍和酒精性神经毒性等伴随疾病。

酒精性肝炎可以发生在酒精性肝病任一阶段，诊断主要依据典型的临床表现，伴"密集"过量饮酒所致的肝功能失代偿，并排除其他原因所致的急性或慢性肝炎。

高度疑似酒精性肝炎者，需根据 Maddrey 判别函数以及其他有用的临床指标分析病情的严重程度和预后。Maddrey 判别函数 ≥ 32 分和（或）并发肝性脑病的患者，死亡风险高，一月内病死率 30% 左右。动态观察 Maddrey 判别函数评分的改变，有助于评价患者的病情变化。

可能需要使用糖皮质激素治疗的重症酒精性肝炎患者，以及重症肝炎或肝功能衰竭的原因不明时，可以考虑肝活检病理学检查。酒精性肝病在病理学上并无特异性病变。一般地说，肝脏炎症程度较重且伴胆汁淤积者，预后不良，但可能对激素治疗效果好；有巨大线粒体者，往往肝脏损害轻，肝硬化发生率低，长期生存率高。

非酒精性脂肪性肝病

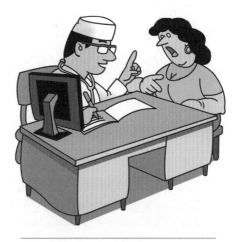

得了脂肪肝，应及时去医院诊治

肝活检符合脂肪性肝病的病理学标准，或肝脏影像学表现符合弥漫性脂肪肝的典型改变；无饮酒史或饮酒折合酒精量小于140克/周（女性<70克/周）；除外病毒性肝炎、药物性肝病、自身免疫性肝病、全胃肠外营养、肝豆状核变性、炎症性肠病、甲状腺功能减退症等可导致脂肪肝的其他疾病，可诊断为非酒精性脂肪性肝病。

注意事项　有代谢综合征相关组分的患者，若出现不明原因的脂肪肝、肝酶学指标异常，以及肝硬化时，需警惕非酒精性脂肪性肝病。经减肥和改善胰岛素抵抗治疗后，肝酶学指标恢复正常、影像学检查提示脂肪肝改善，甚至恢复正常者，同样可明确诊断。

需要注意的是，在将血清转氨酶和（或）谷氨酰转肽酶（GGT）升高归结于非酒精性脂肪性肝病之前，需排除病毒性肝炎、酒精性肝病、自身免疫性肝病、肝豆状核变性、α1-抗胰蛋白酶缺乏症等其他类型的肝病，排除肝脏恶性肿瘤、感染和胆道疾病，以及正在服用或近期内曾经服用过可导致肝脏酶谱异常的中西药物者。

血清转氨酶持续异常的乙肝病毒表面抗原（HBsAg）阳性患者，若血清 HBV DNA 载量低于 10^4 拷贝/毫升且存在代谢危险因素，则转氨酶异常更有可能是脂肪肝所致。

每周饮用酒精介于少量（男性<140克/周，女性<70克/周）和过量（男性>280克/周，女性>140克/周）之间的患者，血清肝酶学指标异常和脂肪肝的原因通常难以确定，需考虑酒精滥用和代谢因素并存的可能性。同样，对于代谢综合征合并嗜肝病毒现症感染和（或）酒精滥用者，需警惕病毒性肝炎与脂肪性肝病，酒精性与非酒精性脂肪性肝病并存的可能性。

可能存在脂肪性肝炎和进展期肝纤维化、合并代谢综合征，以及肝纤维化评分高者，需要进行肝活检，以明确有无脂肪性肝炎和进展期肝纤维化。无创检查手段难以确定导致肝脂肪变的病因，或需要判断是否并存其他慢性肝病时，宜进行肝活检病理学检查。

儿童脂肪肝

非酒精性脂肪性肝病是儿童和青少年慢性肝病最常见的病因。儿童非酒精性脂肪性肝病的诊断及危险因素评估需根据人口统计学、人体测量学指标、临床表现及实验室检查等资料综合判断。

黑棘皮病、腰围增加、胰岛素抵抗和血甘油三酯升高是儿童非酒精性脂肪性肝病的重要诊断依据。肝功能试验联合肝脏超声检查，亦有助于诊断。

需要提醒的是，非酒精性脂肪性肝病在 3 岁以下儿童中罕见，亦很少在 10 岁以下儿童中发病。因此，若低龄儿童出现脂肪肝，应进一步检查，寻找有无其他病因，如脂肪酸氧化缺陷、溶酶体贮积病、过氧化物酶体病等遗传性肝病。

儿童脂肪肝患者肝活检的目的在于排除其他可治愈性的疾病。适应证受诸多因素影响，主要包括：年龄较小的儿童（10 岁以下）；严重的非酒精性脂肪性肝病家族史；体检出现肝脾肿大；明显的实验室指标异常，如显著及持续的高转氨酶血症、严重的胰岛素抵抗、下丘脑功能紊乱、非器官特异性的高滴度自身抗体，以及包括肝豆状核变性在内的其他肝病的生化学改变。肝脏病理专家在阅读儿童肝活检组织学标本时，应熟悉儿童非酒精性脂肪性肝病的特殊病理改变，避免误判。

5

脂肪肝的防治策略

脂肪肝的防治原则

脂肪肝可以预防

科学合理的饮食制度 调整膳食结构，坚持以"植物性食物为主，动物性食物为辅，热量来源以粮食为主"的中国传统膳食方案，避免西方社会"高热量、高脂肪、高蛋白质、低纤维"膳食结构的缺陷，防止热量过剩，预防肥胖、糖尿病、高脂血症和脂肪肝的发生。

纠正不良饮食习惯，少饮酒或戒酒 一日三餐定时、适量，早餐要吃饱、中餐要吃好、晚餐大半饱，避免吃得多、吃得快、吃零食、吃甜食、吃夜宵，以及把含糖饮料当水喝等不良习惯，以免热量摄入超标和扰乱机体代谢稳态，诱发肥胖、糖尿病和脂肪肝。对经常过量饮酒者而言，减少饮酒量或完全戒酒是预防酒精性肝病的唯一有效方法，其他防治措施均系"缘木求鱼"。

中等量的有氧运动 人体对多余热量的利用，除转化为脂肪储存外，主要通过体力活动消耗掉。在肥胖，特别是内脏型肥胖的形成原因中，活动过少有时比摄食过多更为重要。要预防脂肪肝的发生，必须根据自身情况，每周坚持参加150分钟以上、中等量的有氧运动，并持之以恒。同时，还应避免"久坐少动"的不良习惯。

谨慎使用各种中西药物 所有药物，无论是西药还是中药，均具有两重性，既有治疗疾病的一面，也有产生不良反应的一面。肝脏是药物代谢的主要场所，用药不当极易造成包括脂肪肝、肝酶学指标异常在内的药物性肝损害。必须用药时，应严格掌握指征，合理调整药物剂量和疗程，并避免长期应用四环素、糖皮质激素、合成雌激素、三苯氧胺等药物。

定期健康体检 有肥胖症、糖尿病、高脂血症、脂肪肝家族史者，应加强自我保健意识，定期进行健康体检，以便尽早发现肥胖、脂肪肝、糖尿病等，及时采取相关措施，阻止病情发展。

脂肪肝能够 "治好"

许多脂肪肝患者在得知病情后，不愿意去医院看病，认为脂肪肝 "没药可治" 或 "不可能治好"。还有部分脂肪肝患者长期就诊于多家医院，虽然服用了不少药物，但脂肪肝却始终没有消退或好转迹象。脂肪肝真的没法治好吗？答案是否定的。

单纯性脂肪肝是各种肝毒性损伤的早期表现，若能及时去除病因和诱因，肝内脂肪沉积可在数月内完全消退。

脂肪性肝炎伴或不伴肝纤维化，也是完全可逆性病变。只是通常需要较长的治疗时间，且需要在改变生活方式和控制原发疾病的基础上，加用保肝抗炎药物，肝病才能完全康复。

脂肪性肝硬化是相对不可逆的病变，但通过积极治疗，可以延缓疾病进展并减少并发症的发生。即使到了严重的脂肪性肝炎、晚期肝硬化或肝癌阶段，积极的治疗也可为等待肝移植赢得时间，且可以预防肝移植术后脂肪肝复发。

由此可见，无论是单纯性脂肪肝，还是脂肪性肝炎，都是可以治愈的疾病。即使肝病已经发展至终末期，积极的综合性治疗亦能使患者获益。许多脂肪肝患者治疗后不见好转，恐怕还是治疗方法不当、治疗时间不够，或者评价疗效的指标不够合理。比如：仅寄希望于药物而忽视改变生活方式，导致脂肪肝的病因未能去除；治疗时间过短，转氨酶刚恢复正常或肝区胀痛消失后，就不再治疗；康复后，未采取相关措施预防复发；等等。

脂肪肝是病，不是亚健康

即使是无症状的单纯性脂肪肝，也不是亚健康状态。酒精性脂肪肝患者若不及时减少饮酒量，20% 以上的人将在十年内发展为酒精性肝炎、肝硬化,甚至肝细胞癌；非酒精性单纯性脂肪肝虽然进展缓慢，十余年内仅 1% 左右的患者发生肝硬化，但随访的 5 ~ 10 年内发生代谢综合征、2 型糖尿病、冠心病的概率较普通人群显著增加。因此，一旦发现患有脂肪肝，切忌不当回事，应及时去医院诊治。

脂肪肝需要长期治疗

脂肪肝的治疗是一项长期的综合性工程。迄今为止，尚无防治脂肪肝的特效药物。鉴于脂肪肝患者往往合并众多肝外疾病，故治疗脂肪肝需要多学科紧密合作。无论是酒精性肝病，还是非酒精性脂肪性肝病，都属于"慢病"，都需要较长的疗程。短期治疗即使有效，也易复发。具体措施包括：①恢复良好生活方式，包括平衡膳食、戒烟限酒、中等量有氧运动、保持良好心态、谨慎用药等；②去除病因和诱因，如戒酒或减少饮酒量、停用可疑肝毒性药物、脱离接触肝毒性物质、控制体重、减少腰围等，必要时通过减肥手术治疗顽固性重度肥胖及其并发症；③防治代谢紊乱，针对血黏度、血脂、血糖、血压、胰岛素抵抗等指标，根据相关指南合理应用抗血小板、调血脂、降血糖、降血压等药物；④应用抗炎保肝药物治疗脂肪性肝炎和进展性肝纤维化，减少肝病残疾和死亡。

特别提醒

脂肪性肝炎患者应用抗炎保肝药物的疗程通常需要 1 ~ 2 年，治疗糖尿病和高血压等代谢紊乱的药物需长期应用，而防止体重反弹和坚持戒酒的良好生活方式则需终身坚持。

去除病因是治疗脂肪肝的最好措施

脂肪肝是一种由多种疾病引起的获得性疾病，去除病因和积极控制原发病对防治脂肪肝至关重要。轻中度脂肪肝，即使已发展到了脂肪性肝炎和肝纤维化阶段，若能去除病因、控制原发疾病，肝组织学改变仍可好转，甚至完全恢复正常。

戒酒对酒精性脂肪肝绝对有效，肝内脂肪沉积一般在戒酒数周或数月内完全消退。大多数药物性脂肪肝在及时停用可疑药物 2 ~ 3 个月内，可完全恢复正常。因长期饥饿，蛋白质、热量摄入不足引起的脂肪肝，通过饮食补充蛋白质、氨基酸，以及足够热量后，肝脏病变可迅速逆转。治疗肥胖性脂肪肝的关键在于有效控制体重和减少腰围。预防全胃肠外营养所致的脂肪肝，应避免静脉滴注过高热量的液体和过多脂肪乳剂，并尽早开放经口饮食。慢性病毒性肝炎患者，不论病情轻重，一味加强营养和静养休息，容易诱发脂肪肝，应尽可能避免这些因素。小肠改道手术导致的脂肪性肝炎，在重新做吻合手术，恢复改道前情况后，可使肝损伤逆转。因此，去除病因、控制原发病是治疗脂肪肝的根本方法。

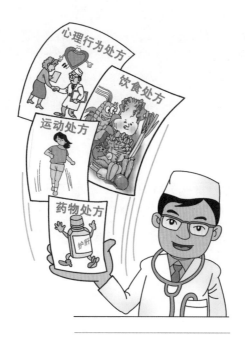

治疗脂肪肝，需要四张处方

酒精性肝病的治疗原则

酒精性肝病的治疗原则包括：通过戒酒和抗炎保肝、抗肝纤维化药物治疗，减轻酒精性肝病的严重程度；营养支持，改善业已存在的继发性营养不良；对症治疗酒精性肝硬化及其并发症（如食管胃底静脉曲张出血、自发性细菌性腹膜炎、肝性脑病和肝细胞癌）；肝移植主要用于治疗终末期肝病和内科保守治疗无效的重症酒精性肝炎患者。其中，戒酒最为重要，并需终身坚持。

戒酒

迄今尚无防治酒精性肝病的特效药物，戒酒仍是最为有效的治疗措施。完全戒酒或明显减少饮酒量能够显著改善酒精性肝病患者的肝脏损伤，降低门静脉压力，并延缓肝硬化的进展。一旦发生酒精性肝炎，患者应"滴酒不沾"，因为继续饮酒可导致肝炎活动和肝纤维化进展。为此，酒精性肝病患者必须完全戒酒或显著减少饮酒量，以提高生活质量和改善预后。

戒酒越早越好　轻症酒精性肝病和酒精性脂肪肝患者戒酒 3 个月后，肝酶学指标和肝脂肪变可基本恢复正常。大多数酒精性肝炎患者戒酒后，临床症状改善，但肝组织学损害通常需要 1 年，甚至更长时间，才能完全恢复正常，且有 18% 的中重度酒精性肝炎患者在戒酒后 5 ~ 10 年，仍然发生了肝硬化。肝硬化患者戒酒，尽管不能让肝硬化逆转，但可以延缓并发症的发生，延长寿命。

摆脱酒精依赖　酒精依赖患者若突然不饮酒，会出现生理功能障碍，类似于吸毒者戒毒时的表现。戒酒是治疗酒精性肝病的最重要环节，而酒精依赖症的有效防治是达到戒酒目标的关键所在。酒精依赖的治疗顺序分为酒精戒断症状的治疗、酒精依赖持续症状的治疗和戒酒后的生活指导，整个过程有时需要 2 ~ 3 年。采用综合性戒酒措施，可使约 50% 的酒精性肝病患者完全戒酒，25% 的患者饮酒量有所减少。

长期大量饮酒者一旦完全戒酒，血液中较高水平的酒精浓度迅速下降，可导致酒精戒断症状，如酒精性震颤、戒酒性不安、烦躁、出汗、恶心、呕吐、谵妄、幻觉等，严重者可出现抽搐或癫痫样痉挛发作。根据酒精戒断综合征的严重程度，可酌情应用安定类、β-肾上腺素阻滞剂、可乐定类等药物。严重酒精依赖者，还需补充足够的液体、热量和维生素，维持电解质和酸碱平衡，并适当加用保肝药物。戒酒期间，患者应处在友善而安静的环境中。一旦出现酒精戒断反应，应及时处理，严重者需住院治疗。镇静剂需早期使用，一旦症状被控制，需及时停药，因为此类药物本身也有成瘾倾向。

杜绝戒酒后复饮　酒精性肝病的预后主要取决于患者能否长期坚持戒酒。戒酒是个人、家庭和全社会都应关注的问题。已经戒酒者，可采用心理行为干预，甚至戒酒药物，降低再次饮酒的可能性，从而保持永久戒酒状态。戒酒后再次饮酒是导致酒精性肝病复发和快速进展的重要危险因素。在尝试少饮而不是完全戒酒的患者中，肝病复发的可能性很大。

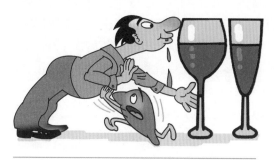

酒 精 性 肝 病 患 者 必 须 戒 酒

营养支持

在酒精性肝炎和酒精性肝硬化患者中，营养不良和微量营养素缺乏很常见。营养不良的严重程度与感染、肝性脑病、腹水、食管胃底静脉曲张破裂出血等密切相关，而营养支持可纠正营养缺乏，改善肝功能，延长患者的生存时间。因此，所有酒精性肝病患者都需进行营养评估。存在蛋白质、热量、维生素和微量元素缺乏者，应积极接受营养支持治疗。若患者胃肠功能正常，宜经口摄入富含蛋白质、热量和维生素的饮食。若患者无法经口摄入足够热量，可考虑经鼻胃管或鼻空肠管行 4 ~ 6 周的肠内营养支持治疗。若患者无法进行肠内营养，可考虑经深静脉进行胃肠外营养治疗。

应用抗炎保肝药物

酒精性肝炎通常发生在慢性酒精性肝损害的基础上，此时即使完全戒酒，也难以保证重症酒精性肝炎患者免于死亡，或中重度酒精性肝炎患者完全康复。因此，对大多数酒精性肝炎患者而言，保肝抗炎药物不是可有可无的，且必须应用一段时间。

Maddrey 判别函数 <32 分、无肝性脑病，且在住院第一周内出现血清总胆红素和 Maddery 评分下降的中重度酒精性肝炎患者，在坚持戒酒和纠正营养失衡的基础上，应用多烯磷脂酰胆碱、水飞蓟素、双环醇、甘草酸制剂等抗炎保肝药物辅助治疗，可促进肝功能指标的改善，并可能缩短住院时间。抗炎保肝药物的疗程通常需要 6 ~ 12 个月以上。

Maddrey 判别函数介于 32 ~ 54 分，或合并肝性脑病的重症酒精性肝炎患者，若没有使用糖皮质激素的禁忌证，宜在应用保肝抗炎药物的同时，静脉滴注甲基泼尼松龙（40 毫克 / 天）。若治疗 1 周后，患者的临床症状和生化指标有所改善，则继续以此剂量维持治疗 3 周，否则应该及时停用激素。合并急性胰腺炎、胃肠道出血、活动性感染、肾功能衰竭等情况的重症酒精性肝炎患者不宜使用激素，此时只能使用包括抗炎保肝药物和"人工肝"在内的综合治疗。符合条件的重症酒精性肝炎和失代偿期酒精性肝硬化患者可以考虑尽早进行肝移植手术。

特别
提醒

酒精性肝炎的严重程度、近期生存率，以及对激素治疗的反应，可根据 Maddrey 判别函数和有无肝性脑病来判断。

Maddrey 判别函数 = 凝血酶原时间延长（秒）×4.6 + 总胆红素（毫克 / 分升）

非酒精性脂肪性肝病的治疗原则

控制体重

饮食治疗　低热量饮食可减轻体重，减少肝脏脂肪沉积。研究发现，体重下降 3% ~ 5%，可减轻肝脂肪变；体重下降 7% ~ 10%，可改善肝脏炎症坏死程度。

合并体重超重和内脏型肥胖的非酒精性脂肪性肝病患者应控制膳食总热量，采取低糖、低脂平衡膳食，减少含糖饮料及饱和脂肪（如动物脂肪）和反式脂肪（如油炸食品）的摄入，适当增加膳食纤维（如豆类、谷物类、蔬菜和水果等）的摄入。每日减少 500 ~ 1 000 千卡热量摄入，半年左右可使体质指数下降 5% ~ 10%。极低热量饮食减肥应在临床营养师或内分泌科医生指导下进行。

运动治疗　饮食治疗和运动治疗紧密结合，通常会有更好的减肥效果。肥胖性脂肪肝患者宜进行中等量有氧运动（如骑自行车、快走、游泳、跳舞等），每周 4 次以上，累计时间 150 ~ 250 分钟，运动时心率应达到每分钟 (170 – 年龄) 次。每周进行 2 次轻中度阻力性肌肉运动（如举哑铃、俯卧撑等），可获益更多。当然，并非所有脂肪肝患者都适合运动减肥。运动治疗前，患者最好去医院进行健康评估。

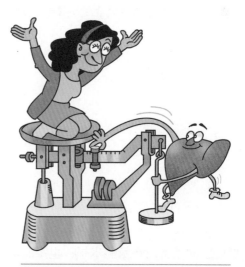

减重是肥胖性脂肪肝的有效治疗手段

辅助措施　肥胖性脂肪肝患者经饮食和运动治疗6个月后，若体重未能降低5%，可在医生指导下谨慎选用二甲双胍等药物辅助减肥。合并重度肥胖，特别是有糖尿病等并发症的脂肪肝患者，若强化饮食和运动治疗半年仍无效，可考虑进行胃－空肠旁路等减肥手术。

限制饮酒

　　非酒精性脂肪性肝病患者无论有无肝脏损害，都不能过量饮酒。平时有少量饮酒嗜好的非酒精性脂肪性肝病患者可能无需戒酒。活动性肝炎、肝硬化和肝癌患者无安全的饮酒量，必须限制饮酒，甚至完全戒酒。尽管少量饮酒可能降低冠心病的发病率，并可改善胰岛素抵抗，减少脂肪肝和糖尿病发病率，但不推荐不饮酒者通过少量或适量饮酒来防治脂肪肝和心脏病。

防治糖尿病

　　合并空腹血糖受损、糖耐量异常或2型糖尿病的脂肪肝患者，若在改变生活方式3个月后，血糖仍无改善，宜使用二甲双胍、吡格列酮、α－糖苷酶抑制剂等药物防治糖尿病。血糖控制未达标的糖尿病患者，应去内分泌科就诊，调整治疗方案。合并肾功能不全、严重感染、需要使用含碘造影剂和仍在过量饮酒者，应谨慎使用二甲双胍；有心力衰竭、血清丙氨酸氨基转移酶（ALT）>200单位/升、出现黄疸，以及有严重骨质疏松和骨折病史者，慎用吡格列酮。

调整血脂

　　经改变生活方式3～6个月，血清低密度脂蛋白胆固醇（LDL-C）仍高于4.14毫摩/升者，宜使用他汀类调脂药，使血清LDL-C降低30%～40%，从而使心脑血管最大限度获益。尽管他汀类药物不能有效降低脂肪肝患者的转氨酶水平，也不能减少肝脏脂肪含量，但可以降低合并糖尿病的脂肪肝患者发生肝癌和结直肠癌的风险。

　　他汀类药物能够安全用于非酒精性脂肪性肝炎患者血脂紊乱的治疗。

在他汀类药物治疗过程中，若出现不明原因血清 ALT 高于正常值上限 5 倍以上，或高于正常值上限 3 倍且同时有总胆红素升高者，应及时停药，密切观察，并服用保肝抗炎药物。治疗期间，若出现肌肉不适、无力，排褐色尿时，应及时检测血清肌酸激酶。若血清肌酸激酶高于正常值上限 5 倍以上，或出现疑似横纹肌溶解症时，应立即停药。

n-3 脂肪酸（深海鱼油）和贝特类药物可有效降低脂肪肝患者血清甘油三酯水平，主要用于高甘油三酯血症，或以甘油三酯升高为主的混合型高脂血症的治疗。不过，这些药物对脂肪肝本身的治疗帮助不大。血清甘油三酯 >5.6 毫摩 / 升者，应警惕急性胰腺炎的发生，需用贝特类药物预防。

控制血压

收缩压介于 140 ~ 159 毫米汞柱和 / 或舒张压介于 90 ~ 99 毫米汞柱的 1 级高血压病患者，若在生活方式干预数周后，血压仍 ≥ 140/90 毫米汞柱，可考虑降压药物治疗；收缩压 ≥ 160 毫米汞柱，和 / 或舒张压 ≥ 110 毫米汞柱的 2 级和 3 级高血压病患者，应尽早接受降压药物治疗。

首选降压药物为血管紧张素受体拮抗剂（ARB），加或不加用钙离子拮抗剂。合并肝硬化的高血压患者，宜使用非选择性 β 受体阻滞剂普萘洛尔（心得安），同时降低动脉血压和门静脉压力。

普通高血压病患者，应将血压降至 140/90 毫米汞柱以下；65 岁以上老年人，应将收缩压控制在 150 毫米汞柱以下；合并肾病、糖尿病，或病情稳定的冠心病者，宜将血压降至 130/85 毫米汞柱以下；脑卒中后高血压患者的血压控制目标为 140/90 毫米汞柱以下。

保肝抗炎

以下患者需要使用保肝抗炎药物：①肝活检病理学检查确诊的非酒精性脂肪性肝炎患者；②临床特征、实验室指标、影像学检查等提示可能存在明显肝损伤或进展性肝纤维化者，如血清转氨酶持续升高，合并代谢综合征、2 型糖尿病的非酒精性脂肪性肝病患者；③同时应用可能诱发肝脏损伤的药物，或在药物治疗过程中出现血清转氨酶升高者。

通常，医生会根据据疾病活动度、病期，以及药物效能和价格，合理

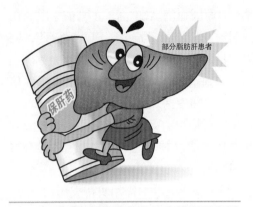

部分脂肪肝患者

保肝药

部分非酒精性脂肪肝患者也需服用保肝药

选用多烯磷脂酰胆碱、水飞蓟素、双环醇、维生素E、熊去氧胆酸、甘草酸制剂等中西药物,疗程通常需要6～12个月,甚至更长时间。合并肠道菌群紊乱和小肠细菌过度生长的脂肪肝患者,可以考虑使用益生元或益生菌制剂,调节肠道菌群,改善胃肠道症状和肝功能指标。

防治其他肝病和并发症

脂肪肝合并慢性乙肝和丙肝时,应明确肝脏损伤的主要原因,积极处理并存的肥胖、胰岛素抵抗和酒精滥用;有抗病毒药物治疗指征者,应进行抗病毒治疗,避免肝病进展。不能明确肝损害病因者,可先进行戒酒和减肥等治疗,3～6个月后,若肝酶学指标仍持续升高,再考虑是否进行抗病毒治疗;抗病毒治疗后有病毒学应答但无生化学应答(血清转氨酶持续升高)者,需要积极治疗并存的脂肪肝。

脂肪性肝硬化合并食管胃底静脉中重度曲张者,在综合治疗基础上,可考虑长期使用普萘洛尔(心得安)降低门脉压力,防治消化道出血。防治缺血性心脑血管疾病的抗血小板药物阿司匹林,以及防治糖脂代谢紊乱的二甲双胍和他汀类药物,都可能降低脂肪肝患者发生肝细胞癌的风险。肝功能衰竭、失代偿期肝硬化和肝细胞癌患者,可考虑肝移植治疗。

儿童脂肪肝的治疗原则

生活方式干预为主

强化改变生活方式的非药物治疗，可降低非酒精性脂肪性肝病儿童的血清转氨酶水平，并改善肝组织脂肪变和气球样变。与成人不同，儿童应尽可能避免药物减肥、极低热量饮食减肥和手术减肥，以免影响儿童生长发育和导致更严重的肝损伤。

生活方式干预是儿童非酒精性脂肪性肝病最重要和最基本的治疗措施。尽早发现儿童体重超重和内脏型肥胖，及时采取措施，确保儿童"长高不长胖"。具体措施包括：通过健康宣教和行为干预，确保患儿能够节制饮食和加强锻炼；尽可能减少单糖、双糖、饱和脂肪酸和胆固醇的摄入，限制含糖饮料、油炸食品、快餐的摄入，亦可请营养师评估膳食质量和每

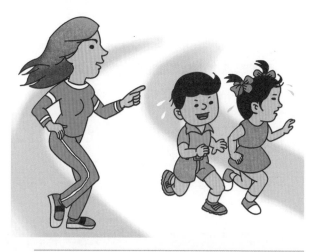

治疗儿童脂肪肝，"少吃多动"最关键

天总热量，在控制总热量摄入的前提下，低碳水化合物饮食对儿童减肥的效果可能优于低脂肪饮食；督促患儿坚持有氧运动，从而减少肥胖相关疾病风险；家庭成员的共同参与，可提高减肥治疗的依从性。

药物治疗为辅

二甲双胍虽然能改善胰岛素抵抗，但对非酒精性脂肪性肝炎患儿的肝组织学病变无治疗作用，故不推荐应用二甲双胍治疗儿童脂肪肝，除非需要应用该药防治糖尿病。n-3 多不饱和脂肪酸制剂和益生菌可能有助于改善脂肪肝患儿的血脂紊乱和胃肠道症状。维生素 E、多烯磷脂酰胆碱等保肝抗炎药物主要用于治疗有血清转氨酶升高，或经肝活检证实存在脂肪性肝炎和肝纤维化的患儿。

减肥在慢性肝病治疗中的作用

所谓"一胖生百病"，肥胖不仅可诱发糖尿病、心脑血管疾病，还可诱发或促进肝炎、肝硬化和肝癌的发生。要想健康长寿，无论是正常人还是慢性肝病患者，均应尽可能保持理想体重和腰围，避免脂肪过度堆积，特别要防止以腰围增粗为代表的内脏型肥胖。切记"增重容易减肥难"，目前"消瘦"并不是不会"发福"，更可能是"时候未到"。事实证明，减肥不但可以防治胰岛素抵抗、代谢综合征和心脑血管事件，而且可以有效防治肥胖相关肝病。

减肥比"降酶药"有效

健康体检偶然发现血清转氨酶升高者，若合并超重或内脏型肥胖，应先进行减肥治疗。近期内体重明显增加者（大于 3 千克），宜通过节食和锻炼，遏制体重增长势头。

处理肥胖相关的转氨酶升高，并非应用联苯双酯、垂盆草冲剂等降酶药物，而是减重。一般地说，体重每下降 1%，血清转氨酶可降低 8.3%；体重下降 10%，升高的转氨酶多能恢复正常。若体重持续增长，转氨酶往往居高不下。

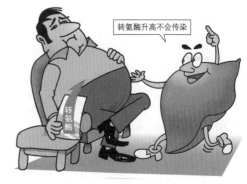

脂肪肝导致的转氨酶升高不会传染

减肥可逆转脂肪肝

因超重和肥胖导致的单纯性脂肪肝，减肥可能是唯一有效的治疗选择。

而对于超重和肥胖相关的非酒精性脂肪性肝炎患者而言，科学减肥可提高保肝药物的疗效。肥胖性脂肪肝患者若在半年内使基础体重下降10%，肝内脂肪沉积可完全消退，肿大的肝脏可回缩，肝功能亦可恢复正常。

减肥使抗病毒治疗"事半功倍"

合并肥胖和脂肪肝的慢性病毒性肝炎患者，需在抗病毒治疗的同时，进行减肥治疗，特别是在抗病毒药物治疗无效时。

减肥对病毒性肝炎的防治有积极影响。许多乙肝病毒携带者因病毒与肝脏能够和平共处，本来并无肝功能异常。可能因近期体重和腰围增加，并发脂肪性肝炎，才表现为血清转氨酶升高。此时最好的处理措施是减肥，而非"抗病毒"。因为就肝功能损害原因而言，乙肝病毒仅仅是"旁观者"，此时进行抗病毒治疗（特别是应用干扰素），往往于事无补；而减肥则可使脂肪肝逆转、转氨酶恢复正常。即使是慢性病毒性肝炎患者，先行减肥和治疗脂肪肝，也可使随后的抗病毒治疗"事半功倍"。肝移植术后出现肥胖相关肝病者，应及时采取相关措施控制体重和防治糖尿病，以防脂肪肝复发和肝功能损害加剧。

选择合适的减肥方法

常用的减肥方法主要包括：节制饮食、加强运动、纠正不良行为，以及减肥药物、减肥手术和极低热量饮食。其中，前三种方法为基本减肥措施，需终身坚持。通常，多数患者仅通过改变生活方式，就可达到减肥和防治肝病的目的。减肥药物对肥胖性肝病的疗效和安全性尚待考证，目前主要用于中重度肥胖，特别是合并血脂、血糖、血压升高者。减肥手术通常用于有合并症的重度或顽固性肥胖症患者。极低热量饮食（即饥饿疗法）因不良反应大，一般不宜用于活动性肝病和肝功能不全患者。

减肥不宜过快过猛

尽管肥胖是导致脂肪肝的重要危险因素，但少数患者在快速减肥后，肝组织炎症、坏死及纤维化加重，甚至发生肝功能衰竭和死亡。因此，减肥过程中必须监测体重和肝功能等生化指标。体重下降过快的肥胖性脂肪肝患者，应密切观察病情变化，同时加用保肝药物，避免肝功能恶化。

目前认为，导致体重急剧下降的减肥方法对肝脏有不良影响。我们在临床上经常遇到因服用减肥保健品或减肥中成药导致药物性肝损害和肾损害的病例。

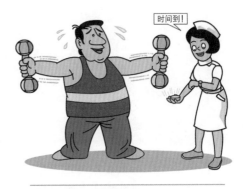

减肥不宜过快过猛

预防体重反弹至关重要

预防体重反弹也是减肥的重要目标。总体而言，肥胖性脂肪肝患者的减肥成功率不高。停止减肥治疗后，大多数患者的体重会很快恢复到减肥前的水平。

减肥后体重减轻，停止减肥后体重反跳，称为体重循环。尽管肥胖程度越重，并发症的发生率越高，预后也越差，但反复体重波动导致的健康损害亦不容忽视。体重循环的原因尚不清楚，可能与非脂肪体重减少伴基础代谢率降低有关。

简单而极端的饮食限制不仅减少脂肪组织，也减少非脂肪组织（如肌肉组织）；体重反跳后，可导致机体脂肪含量增加，肝内脂肪沉积亦可加重。同时，体重变动还会继发体内脂肪分布变化，将在一定程度上增加冠心病、脂肪性肝炎、肝纤维化和胆石症的发生风险。

运动疗法对预防体重循环有重要意义。许多研究表明，初期阶段减肥速度越快，体重反跳概率越大，长期维持标准体重也越困难。因此，初期减肥目标宜控制在减轻原体重的 7% ~ 10%，每月体重下降不超过 5 千克。尽量采取综合治疗，包括调整饮食结构、改变不良饮食习惯，并配合中等量的有氧运动，而不仅仅是简单的限制饮食量。药物减肥和手术减肥一定要慎重。

归根结底，减肥的成功，需要患者彻底改变生活方式并长期坚持。这不仅需要患者具有强大的自制力，还需要家人、医生，乃至社会的共同努力。

脂肪肝的营养处方

饮食治疗是绝大多数慢性脂肪肝患者最基本的治疗方法，也是预防和控制肝病进展及肝外并发症的重要措施。通过制定合理的膳食种类及数量，既能保证儿童及青少年生长发育的需要，维持成年人正常的体力和劳动力，又可最大限度地预防和治疗脂肪肝及其基础疾病。

饮食治疗的目标

尽可能使体重、腰围、血脂、血糖、血尿酸等指标维持在正常范围；减轻或逆转肝脏脂肪沉积，尽可能使血清转氨酶和谷氨酰转肽酶水平降至正常水平；防止低血糖、酮症酸中毒、肝性脑病等急性并发症；防止或改善肝脏、心血管、肾脏等器官的慢性并发症；尽可能保持重要营养物质的需要量，以维持机体正常生长发育和日常社会活动的需要。

合并超重或肥胖，以及近期体重增长过快的非酒精性脂肪性肝病患者，饮食治疗的目的是通过控制总热量的摄入，合理分配三大产能营养素，力争在6～12个月内，减少5%～10%的体重，从而使肝脂肪变及其伴随的炎症和纤维化恢复正常，并防治心脏和代谢性并发症。

饮食治疗的基本原则

1. 限制每日总热量的摄入，每餐只吃七八成饱；
2. 保证优质蛋白质的摄入，如牛奶（低脂）、瘦肉、鱼、鸡蛋等；
3. 在控制总热量的前提下，适当摄入糖类（碳水化合物）；
4. 主食"粗细搭配"，多吃粗粮，如红薯、玉米、荞麦、燕麦、薏苡仁、芸豆、红豆、绿豆等；
5. 多吃蔬菜，适量吃水果，减少高脂肪、高胆固醇食物的摄入；

6. 避免过量饮酒和不良饮食习惯，如不吃早餐，常喝含糖饮料，贪食甜点、油炸食品等高热量食物，以及经常外出就餐等。

计算理想体重的方法

确定饮食治疗方案前，脂肪肝患者应明确自己的理想体重，即目标标准体重。国外学者总结了一些标准体重的推算公式，其中以 Broca 法最为简便和实用，即身高 160 厘米以上人群，标准体重（千克）= 身高（厘米）– 100。

中国、日本等亚洲国家根据具体情况将上述公式做了适当修正。身高 160 厘米以上人群，标准体重（千克）= 身高（厘米）–105 或 [身高（厘米）–100] × 0.9；身高 160 厘米以下人群，标准体重（千克）= 身高（厘米）–100。2 ~ 12 岁儿童，标准体重（千克）= 年龄 × 2 + 8。

评估肥胖度的方法

判断体重是否理想，通常以肥胖度 [（实际体重 – 标准体重）/标准体重 × 100%] 为依据。肥胖度在 ±10% 范围，属正常，此时机体对胰岛素的敏感性最高；肥胖度大于 10%，为超重；肥胖度大于 20%，为肥胖，此时胰岛素敏感性明显下降；肥胖度小于 –10%，为消瘦（营养不良）。脂肪肝患者的体重应控制在肥胖度 0 ~ 10% 为好。当然，针对具体患者，最好结合改善脂肪肝伴随的血脂、血糖、胰岛素抵抗等指标，进行适当设定。

合理控制总热量摄入

正如电脑要耗电、汽车要耗油，人体的日常活动也要消耗热量。除运动、日常活动需要热量外，人体的生命活动，如血液循环、呼吸、消化吸收等，也需要热量。

人体热量的来源为食物中的糖类（碳水化合物）、脂肪和蛋白质。与食物种类相比，食物热量对体重和餐后胰岛素分泌的影响更大。过多的热量摄入可使机体热量过剩，进而转化成脂肪储存起来，导致人体脂肪组织，甚至肝脏脂肪过度蓄积。因此，合理控制每日总热量的摄入是脂肪肝饮食治疗的首要原则。

一般地说，成人每日需要的热量＝人体基础代谢所需热量＋食物消化所需热量＋体力活动所需热量。人体对热量的需要量与年龄、性别、工作性质和生活方式有关。不同体形、不同劳动强度人群对热量的需求量不同（表5-1）。

表 5-1　不同体形 / 劳动强度热量需求表（千卡 / 千克 / 天）

	体形消瘦	体形正常	肥 胖
卧床休息	20 ~ 25	15 ~ 20	15
脑力 / 轻度体力劳动	35	25 ~ 30	20 ~ 25
中度体力劳动	40	35	30
重度体力劳动	40 ~ 45	40	35

1. 无论是肥胖者还是消瘦者，每日所需总热量均应按照标准体重计算，即每日摄入的总热量＝每千克体重所需的热量 × 标准体重。

2. 妊娠、哺乳期妇女应适当增加胎儿发育和哺乳所需热量。在妊娠后半期和哺乳过程中，每日所需热量分别为每千克体重 35 千卡和 30 ~ 35 千卡。

3. 儿童和青少年因生长发育旺盛，总热量摄入也要相应增加。1岁以下儿童每日所需热量为每千克体重100千卡，1 ~ 5岁儿童每日所需热量为每千克体重 70 千卡，5 ~ 10 岁儿童每日所需热量为每千克体重 60 千卡，10 ~ 15 岁儿童每日所需热量为每千克体重 50 千卡。

合理分配三大营养物质

在总热量一定的情况下，脂肪肝患者应坚持高蛋白、低脂肪和适量糖类（碳水化合物）饮食。

在人类进食的营养要素中,可提供热量的有三种:糖类（碳水化合物）、蛋白质和脂肪,这三种营养素也被称为产热营养素。热量的单位为千卡或千焦（1千卡=4.18千焦）,1克糖类物质和1克蛋白质的产热量都是4千卡（16.72千焦）,1克脂肪产热量为9千卡（37.62千焦）。

蛋白质提供的热量一般占总热量的10%～20%,动物蛋白质与植物蛋白质各占50%。一个正常的成年人,每日每千克体重需要蛋白质1.0～1.5克,其中1/3以上应为优质蛋白质。孕妇、乳母、营养不良和慢性消耗性疾病患者,每日每千克体重的蛋白质摄入量可增至1.5～2.0克。儿童青少年因生长发育旺盛,每日每千克体重需要蛋白质2～4克。合并肝功能不全、肾功能不全或糖尿病肾病者,应适当减少蛋白质摄入量（每日每千克体重0.8克蛋白质）。

脂肪所提供的热量一般应小于总热量的30%。成年人每日每千克体重的脂肪摄入量为0.4～0.8克,每日胆固醇摄入量一般控制在300毫克左右（高胆固醇血症者为150毫克）。

糖类（碳水化合物）提供的热量应占总热量的50%～60%,成年人每日可进食糖类（碳水化合物）200～350克,或更多。

计算热量分配时,通常先安排蛋白质和脂肪的量,然后用糖类物质补足总热量。即使是合并糖尿病的脂肪肝患者,糖类物质的供能比例也不应低于50%。

计算三大营养素的实际摄入量

举例:某男,身高175厘米,体重75千克,职业为会计（轻体力劳动）。

标准体重:175-105 = 70（千克）。

每日所需热量:70×30 = 2 100千卡。

每日蛋白质摄入量:以每千克体重1.2克计,需摄入蛋白质84克（70×1.2=84）,提供热量336千卡（84×4=336）。

每日脂肪摄入量:以每千克体重0.6克计,需摄入脂肪42克（70×0.6=42）,提供热量378千卡（42×9=378）。

每日糖类物质摄入量:由其所提供的热量为1 386千卡（2 100-336-378=1 386）,折合成糖类物质的量为346.5克（1 386/4=346.5）。

脂肪肝患者需要平衡膳食

任何一种食物都无法含有所有营养素，只有通过多种食物搭配，才能达到营养均衡的要求。食物种类越多，营养素的互补作用越强。平衡膳食的要点就是主食"粗细搭配"，副食"荤素搭配"，不挑食，不偏食。

脂肪肝患者每日应摄入四大类食品：谷薯类、菜果类、水海产品和畜禽肉类，以及油脂类。谷薯类富含碳水化合物、蛋白质和 B 族维生素。菜果类富含维生素、矿物质及膳食纤维。鱼、肉、蛋类主要为人体提供蛋白质、脂肪、矿物质和维生素。油脂类包括油脂和坚果类食物，能够为人体提供脂肪和脂溶性维生素。

脂肪肝患者的主食为富含多糖（复合糖类）的食品，如米饭、面条、馒头、土豆等。这类食物中的淀粉不会使血糖急剧升高，且体积大、饱腹感强，应该作为身体的主要热量来源。同时，脂肪肝患者还应增加膳食纤维的摄入，每日宜摄入 25 ~ 30 克。膳食纤维也是多糖的一种，在胃肠道内不被消化吸收，不产生热量，有助于降血糖、降血脂、保持大便通畅，并减少饥饿感。

脂肪虽然是美味佳肴的创造者，但其热量密度高，人们在不经意间就会摄入过多热量。因此，脂肪肝患者应限制脂肪摄入。值得一提的是，有些脂肪是看得见的（如动物油、肥肉等），而有些脂肪是看不见的（如鸡鸭鱼肉、奶类、蛋类、坚果等），后者尤其要引起重视。

高蛋白质饮食可能有助于减重，改善胰岛素抵抗患者的血糖稳态，并抵消高脂饮食对肝细胞脂质代谢的不良影响。不过，蛋白质摄入过多会损伤易感个体的肾功能，不宜用于糖尿病肾病患者；而豆类蛋白摄入过多，则可加剧高尿酸血症和痛风。

此外，脂肪肝患者还应增加维生素和矿物质的摄入量。富含 B 族维生素的食物有粗粮、干豆、蛋类和绿叶蔬菜。富含维生素 C 的食物有新鲜蔬菜和水果。富含钙质的食物有牛奶、豆制品和海产品。需要

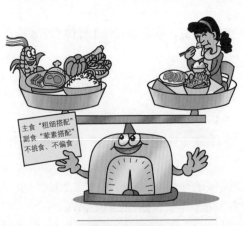

均衡膳食才健康

注意的是，脂肪肝患者应控制钠盐的摄入，每天限制在6克以下；合并高血压和肝硬化腹水时，每天钠盐的摄入量应低于5克。

按照食品交换份来安排每日膳食

食品交换份，是将食物按照来源、性质分成几类。每份同类食物，在一定重量内所含的蛋白质、脂肪、糖类（碳水化合物）和热量相似。每份不同类食物，所提供的热量也相同。

利用食品交换份来安排膳食方便灵活，易于掌握，便于了解和控制总热量，还可以做到食品种类多样化。脂肪肝患者可以根据自身的饮食习惯，利用食物交换份（表5-2）来安排一日三餐，制定日常所需的平衡膳食（表5-3）。

表5-2　食品交换份表

组　别	类　别	每份重量（克）	热量（千卡）	蛋白质（克）	脂肪（克）	糖类（克）
谷薯类	谷薯类	25	90	2.0		20.0
菜果类	蔬菜类	500	90	5.0		17.0
	水果类	200	90	1.0		21.0
肉蛋组	大豆类	25	90	9.0	4.0	4.0
	奶制类	160	90	5.0	5.0	6.0
	肉蛋类	50	90	9.0	6.0	
油脂类	坚果类	15	90	1.0	7.0	2.0
	油脂类	10	90		10.0	

一份谷薯类可以是馒头30克、土豆100克、挂面25克，也可以是面包35克、窝头35克、大米饭130克。

一份蔬菜可以是黄瓜500克、青椒350克、蒜苗250克、油菜500克，也可以是胡萝卜500克、西红柿500克、圆白菜500克。

一份水果可以是苹果200克、橘子200克、梨200克，也可以是西瓜500克、香蕉150克。

一份豆制品可以是腐竹 20 克、大豆 25 克、豆腐干 50 克，也可以是北豆腐 100 克、南豆腐 150 克、豆浆 400 克。

一份奶制品可以是奶粉 20 克、奶酪 25 克，也可以是牛奶 160 克、无糖酸奶 130 克。

一份肉蛋类可以是带壳鸡蛋 60 克、瘦肉（猪、牛、羊）50 克、兔肉 100 克，也可以是鱼肉 80 克、虾 100 克、火腿 20 克。

一份油脂类可以是植物油 10 克，也可以是猪油 10 克、黄油 10 克。

一份坚硬果类可以是核桃 15 克、花生仁 15 克，也可以是杏仁 25 克、葵花籽 25 克、南瓜子 40 克。

表 5-3　不同热量饮食所推荐的食品交换份安排

热量 千卡	交换 份	谷薯类 份（克）	菜果类 份（克）	肉蛋豆类 份（克）	乳类 份（克）	油脂类 份（汤勺）
1 600	18	10（250）	1（500）	3（150）	1.5（250）	2（2）
1 800	20	12（300）	1（500）	3（150）	1.5（250）	2（2）
2 000	22	14（350）	1（500）	3（150）	1.5（250）	2（2）
2 200	24	16（400）	1（500）	3（150）	1.5（250）	2（2）

合理安排一日三餐

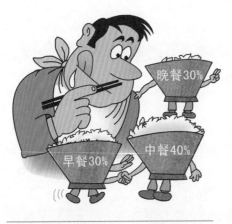

一日三餐可按"3、4、3"比例分配

不管是健康人群，还是肥胖、高脂血症、糖尿病、脂肪肝患者，一日三餐热量的合理分配都是非常重要的。在每日总热量明确的情况下，早餐、午餐和晚餐可按 30%、40%、30% 的比例分配。总的原则是，早餐应保证热量摄入和食物品种的丰富，并适当添加蔬菜和水果；严格控制晚餐的热量摄入，特别应少吃高热量的食品，且晚餐后不再吃水果和牛奶。因为晚上入睡后，迷走神经功能亢进，胰岛素、胰高血糖素等合成激素分泌增加，容易将过剩的热量转化成脂肪，增加体重，导致肥胖相关疾病高发。

糖耐量异常和糖尿病患者，在条件许可的情况下，三餐之间可添加两次点心，点心的热量应包含在每日总热量中。热量分配比例为：早餐30%、早点心5%、中餐30%、中点心5%、晚餐30%。

糖类摄入应适量

糖类（碳水化合物）分为简单糖和复合糖（亦称多糖）两类。简单糖包括：单糖（如葡萄糖、果糖、半乳糖等）和双糖（如蔗糖、乳糖、麦芽糖、蜂蜜、糖浆、白糖、红糖等）。复合糖（多糖）主要指淀粉类，包括米、面、麦、谷等粮食，以及薯类、山药等茎类植物。

糖类的主要功能是为人体提供热量，是人类最主要、最经济的热量来源。当糖类摄入过多时，会导致热量过剩，进而导致肥胖、高脂血症、脂肪肝等。

在热量相同的情况下，复合糖（多糖）可使血清甘油三酯降低，而单糖和双糖等简单糖类却可使血脂升高。有趣的是，男性、老年人和高脂血症患者，将简单糖类转化为脂肪的能力显著高于女性及血脂正常者。

肥胖、高甘油三酯血症和脂肪肝患者，糖类的摄入量应适当减少，但不应低于总热量的50%。脂肪肝患者的糖类摄入应以稻谷、蔬菜、水果等多糖为主，尽可能少吃富含单糖和双糖的食品，如精制糖、蜂蜜、果汁、果酱、蜜饯、各类甜点和饮料等。

根据"血糖生成指数"选择主食

血糖生成指数（GI）是个医学概念，通俗地说，就是某种食物使血糖升高的能力。若将进食同等质量葡萄糖2小时后的血糖升高程度设定为100，那么各种常见主食的血糖生成指数如下。

血糖生成指数95～100：粳米、糯米、土豆、富强粉、南瓜粉、山药、高粱米；

血糖生成指数90～94：小米、籼米、绿豆、标准粉；

血糖生成指数85～89：绿豆粉、二合面、玉米面；

血糖生成指数 80 ~ 84：燕麦片、荞麦面、三合面；

血糖生成指数 75 ~ 79：莜麦面。

伴有糖尿病的脂肪肝患者，应选择血糖生成指数相对较低的主食，以便更好地控制餐后血糖。即使是血糖尚正常的脂肪肝患者，也应当多食燕麦、荞麦、玉米等血糖生成指数较低的粗粮。因为脂肪肝的出现，往往意味着机体已经处于胰岛素抵抗状态，甚至已经存在糖代谢紊乱，只不过糖代谢紊乱还处于代偿阶段，还没有出现血糖明显升高而已。

蛋白质摄入应充足

不少人认为，患了脂肪肝，就应以素食为主，尽量少吃荤菜。殊不知，过度素食会导致机体蛋白质摄入不足，进而加剧肝脏内的脂肪沉积。因为蛋白质中许多的氨基酸，如蛋氨酸、胱氨酸、色氨酸、苏氨酸、赖氨酸等，都有抗脂肪肝的作用。蛋白质饮食可提供胆碱、蛋氨酸等抗脂肪肝因子，使脂肪变为脂蛋白，从而顺利地从肝脏运出，防止肝内脂肪浸润，还有利于肝细胞的功能恢复和再生。同时，蛋白质具有较高的食物特殊动力作用，可刺激机体新陈代谢，适当提高蛋白质的摄入量，有利于减轻体重。

富含蛋白质的食物主要包括：肉类、蛋类、豆类及豆制品、乳制品等。由于豆类及豆制品等植物蛋白质的生物利用度低，故脂肪肝患者应适当摄入富含必需氨基酸的动物蛋白质，如鱼类、瘦肉、牛奶、蛋清等。牛奶和奶制品富含蛋白质、乳酸、钙、维生素，以及肉类中缺乏的磷脂，是脂肪肝患者的最佳保健食品之一，但不宜睡前饮用。合并高脂血症者，可选择脱脂牛奶。

值得注意的是，流行病学研究表明，以动物蛋白质摄入为主的人群，高脂血症和冠心病的发病率比以植物蛋白质摄入为主的人群明显增加。因此，从预防高脂血症和冠心病的角度考虑，每日动物蛋白质的摄入量最好控制在蛋白质摄入总量的 30% ~ 50%。因需要限制胆固醇摄入而导致动物蛋白质摄入量偏低的患者，可补充大豆蛋白质，特别是黄豆及黄豆制品，因为黄豆的蛋白质质量不亚于某些动物蛋白质。

脂肪摄入应限量

脂肪，又称三酰甘油或甘油三酯，由一分子甘油和三分子脂肪酸结合而成。食物脂肪中的脂肪酸种类很多，脂肪酸种类和比例不同，会对人体代谢产生不同的影响。脂肪酸分为饱和脂肪酸、单不饱和脂肪酸和多不饱和脂肪酸。

很多脂肪肝患者认为，自己已经很胖了，应严格限制脂肪，甚至"滴油不沾"。实际上，脂肪肝患者饮食中必须含适量脂肪，因为适量脂肪为人体健康所必需。

首先，脂肪是机体重要的热量来源，少量摄取即可产生较高热量；其次，脂肪是人体结构的重要组成部分，是机体储存热量的最好形式，脂溶性维生素的吸收、细胞代谢、激素功效的发挥，以及机体的防御功能，均与脂肪的摄取和吸收有密切关系；第三，脂肪中的必需脂肪酸参与磷脂的合成，能将脂肪从肝脏内运出，对预防脂肪肝有利；第四，脂肪还有抑制肝脏合成脂肪酸的作用，脂肪分解产生的甘油还有助于肥胖的控制。因此，脂肪肝患者即使存在肝功能障碍，也不必过分限制脂肪摄入。特别是中重度酒精性肝炎、营养不良性脂肪肝和失代偿期肝硬化患者，更应补充适量脂肪和足够热量。

当然，有的脂肪应尽量少摄入，如反式脂肪酸（氢化油脂、人造黄油、起酥油等），因其可降低高密度脂蛋白（对人体脂代谢有利）、升高低密度脂蛋白（对人体脂代谢不利），加重血脂代谢紊乱和肝细胞内脂质代谢紊乱，增加代谢综合征的发病风险。

另一方面，脂肪本身具有增进食欲的功效。研究发现，人类对糖类物质（碳水化合物）的摄入量具有自限性，即摄入量达到一定程度后，人就会有满足感，不再有继续摄食的欲望；而人类对脂肪摄入的自限性相对较差，容易过量摄入，不利于饮食总热量的控制。因此，脂肪肝患者应以低脂肪或适量脂肪饮食为宜，饮食中饱和脂肪酸、单不饱和脂肪酸和多不饱和脂肪酸，最好各占1/3。

科学选择食用油

日常食用的油脂（烹调油）有动物油和植物油两大类。其中，富含饱和脂肪酸的油脂主要包括：猪油、牛油、羊油、黄油等动物油，以及椰子油、棕榈油等植物油，经常食用可使血胆固醇水平升高。富含单不饱和脂肪酸的油脂主要为植物油，如橄榄油、菜籽油、茶油、各种坚果油（除核桃油外）等，这些油脂一般不会升高血胆固醇水平。富含多不饱和脂肪酸的油脂包括：玉米油、豆油、葵花子油、花生油、芝麻油等植物油。

动物油中饱和脂肪酸含量较高，植物油中不饱和脂肪酸含量较高。植物油不含胆固醇，且其所含的谷固醇、豆固醇和必需脂肪酸有较好的"驱脂"作用，可阻止或消除肝细胞脂肪变，对治疗脂肪肝有益。因此，脂肪肝患者应尽可能选择植物油作为烹饪用油，尤以富含单不饱和脂肪酸的橄榄油为佳。

单不饱和脂肪酸只有一个不饱和双键，化学结构相对稳定，在人体内不易产生脂质过氧化物，同时可增加低密度脂蛋白（LDL）受体的活性，使血液和肝细胞中低密度脂蛋白（LDL）和极低密度脂蛋白（VLDL）清除增加，具有保护血管内膜和组织细胞（特别是肝细胞）、减轻脂肪肝（肝细胞炎症反应程度）的作用。大豆油、花生油、玉米油中富含的多不饱和脂肪酸易被氧化，产生的脂质过氧化物及自由基，可损伤血管内膜及肝脏，应适当限制摄入量。定期更换食用油的种类，食用多种植物油是最佳选择。

正确看待食物中的胆固醇

胆固醇是细胞膜的组成成分，并参与一些甾体类激素和胆汁酸的生物合成。长期过量摄入胆固醇，可引起血脂异常、动脉粥样硬化和脂肪性肝纤维化。不过，由于许多含有胆固醇的食物中，还富含其他营养成分，若过分忌食这类食物，很容易引起营养失衡，导致贫血和其他疾病的发生。因此，胆固醇摄入应适量。

胆固醇主要存在于动物性食物中。一般地说，兽肉的胆固醇含量高于禽肉，肥肉的胆固醇含量高于瘦肉，贝壳类食物的胆固醇含量高于鱼类。动物脑、骨髓、蛋黄、蟹黄、蚌肉、蛏肉，以及动物内脏的胆固醇含量较高。值得一提的是，鸡蛋是一种价廉物美、营养丰富的食品，其所含的蛋白质是动物蛋白质中生物价值最高的。不过，鸡蛋黄的胆固醇含量较高，合并高胆固醇血症的脂肪肝患者每周摄入鸡蛋不宜超过 4 个，或在吃鸡蛋时，去除部分蛋黄。

一般认为，健康成人，以及不伴有冠心病或其他动脉粥样硬化相关疾病的高胆固醇血症患者，每天胆固醇的摄入量应低于 300 毫克；伴有这些疾病的高胆固醇血症患者，每天胆固醇摄入量应低于 150 毫克。

水果并非多多益善

水果富含水分、维生素和纤维素，对人体健康十分有益。不过，水果富含糖分，且易于消化和吸收，进食后可使血糖迅速升高，过量食用还可升高血甘油三酯水平。因此，脂肪肝患者可以吃水果，但不能多吃，每天 150 ~ 250 克为宜，且应尽量安排在餐前或两餐之间食用，并将水果的热量计入每日总热量中。

同时，吃水果的时机也有讲究。对脂肪肝患者而言，上午吃水果是"金"，中午吃水果是"银"，下午吃水果是"铜"，睡前吃水果是"垃圾"。

合并肥胖、高脂血症、糖尿病的脂肪肝患者，应首选含糖量较低的水果，如樱桃、李子、柚子、梨等，还可用萝卜、番茄、黄瓜等蔬菜代替水果；含糖量中等的香蕉、橘子等，不可多吃；枣、柿子等含糖量较高的水果，尽可能不吃。

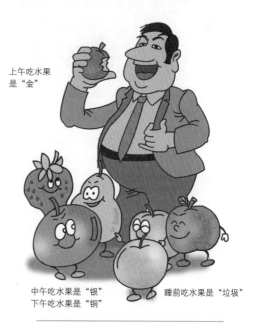

上午吃水果是"金"

中午吃水果是"银"
下午吃水果是"铜"

睡前吃水果是"垃圾"

吃水果的时机有讲究

饮料不能当水喝

饮水与人体健康的关系极为密切。人体若饮水不足，许多正常生理功能就会发生障碍，导致疾病和衰老。脂肪肝患者每日适量饮水，不仅有助于肾脏功能的正常发挥，还有助于减轻体重和促进肝内脂肪代谢。当然，过量饮水或一次大量饮水，会增加胃肠道、心脏和肾脏的负担，对身体也没有益处。因此，饮水要适量，且不宜一次大量饮水。

一般地说，成人每日需饮水2 000毫升；老年人每日需饮水1 500毫升；肥胖者因体内水分比正常人少15% ~ 20%，故每日需饮水2 200 ~ 2 700毫升，平均每3小时摄入300 ~ 500毫升。肥胖性脂肪肝患者在餐前20分钟饮水，可降低食欲、减少进食量，有助于减肥；睡前饮水，可防止夜间血黏度过高，降低发生心脑血管意外的风险。

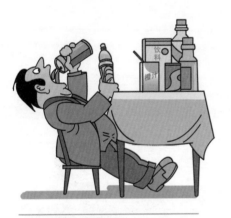

饮料不能当水喝

饮用水的最佳选择是白开水、矿泉水、净化水，以及清淡的绿茶、菊花茶等。甜味饮料、果汁等含糖饮料和啤酒，因含有较高热量，不适合肥胖症和脂肪肝患者长期饮用，更不能作为饮用水和茶的替代品。

饮茶对脂肪肝患者有益

茶是中国人民最常饮用的传统饮品。中医学认为，茶味苦、性凉，入心、肺、胃经。现代医学研究发现，茶叶富含儿茶素、氨基酸、糖类、类脂质，以及多种维生素和微量元素。

茶叶品种很多，功效略有差异。绿茶性凉，清热解毒，宜夏季饮用。红茶性温，温中健胃，宜冬季饮用。乌龙茶含有促进消化酶活性和分解脂肪的成分，有助于降脂减肥和防治脂肪肝。

现代研究发现，绿茶多酚可降低血胆固醇水平，增加肝组织中肝脂酶的活性，降低肝组织过氧化脂质含量，对脂肪肝有一定的防治作用；红茶多酚能预防高脂饮食引起的血甘油三酯水平升高和脂肪在体内的聚集。因此，多饮茶可能有助于肥胖、高脂血症和脂肪肝的防治，甚至还可能有抗癌的功效。

虽然饮茶好处很多，但喝茶也有讲究。比如：不要喝浓茶和隔夜茶；酒足饭饱后，不宜立即饮茶；不要用茶水服药；不要用沸水冲泡茶叶，以免破坏茶叶中的营养成分。一般地说，陈茶可以用 95℃的水冲泡，嫩茶宜用 80℃左右的水冲泡。

减少应酬，常回家吃饭

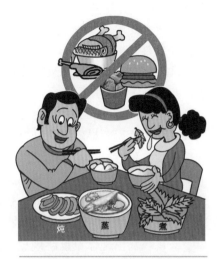

少在外用餐，常回家吃饭

2002 年中国居民营养与健康状况调查发现，26% 的城市居民每天至少有一次在外就餐。为了增加食物的口感，厨师在烹调时，通常会放入较多的油、盐、糖等调味品。同时，丰盛的菜肴也会使人在不知不觉中吃得过多、过饱。因此，脂肪肝患者应减少或控制在外就餐的频率，尽量回家用餐。

不得不在外用餐时，应注意以下几点：①选择干净、卫生、正规的就餐场所；②点菜时，尽量选择用蒸、炖、煮等方法烹调的菜肴，避免油炸食品；③注意食物的荤素搭配，荤菜可多选鱼、虾类，增加绿叶蔬菜或瓜果类的量，保证适量豆制品、菌菇类；④选择含糖量低的饮料，如矿泉水、茶水等；⑤点菜应适量，特别是吃自助餐时，更要注意食不过量。

节食减肥应在医生指导下进行

节食减肥是一门科学，必须在专业医生的指导下进行。节食减肥的方法众多，脂肪肝患者可以根据自己的情况，在医生指导下制订科学的减肥方案。节食减肥的要点是，加强饮食管理，在保证各种营养要素全面摄入的前提下，严格控制总热量的摄入，减少脂肪、胆固醇、单糖、双糖类食物的摄入，并提供足够的优质蛋白质。

脂肪肝伴轻度肥胖者 首选减食疗法，即不间断食用低热量食品，同时注意保持营养素的平衡，每日每千克体重摄入20 ～ 35 千卡热量，每月体重下降500 ～ 1 000 克，直至体重减至正常。一般地说，若每日减少500 千卡热量摄入并增加运动，2 周可减少 1 000 克体重。在节制饮食的基础上，配合中等量的体育锻炼，若能坚持 1 年，可减轻体重10 千克左右，不仅肝功能可恢复正常，脂肪肝也可随之消退。

脂肪肝伴中度肥胖者　宜采用低热量饮食治疗，按标准体重与活动情况，计算每日所需热量。每日进食总热量控制在 1 200 千卡以内，每周体重下降 500 克。若坚持 2 ~ 4 周后无效，可在医生指导下，将总热量减至每日 800 ~ 1 000 千卡。

脂肪肝伴重度肥胖者　可先采用低热量饮食治疗，若坚持 2 ~ 4 周后无效，且患者无明显转氨酶升高或脂肪性肝炎的表现，可考虑住院进行极低热量饮食治疗，亦有人称之为绝食疗法。每天总热量控制在 400 ~ 800 千卡。疗程通常为 4 周，一般不超过 8 周。极低热量饮食治疗结束后，进入配方膳食与普通饮食并用的低热量饮食治疗阶段，并逐渐过渡到减食疗法。极低热量饮食治疗虽然有望在短期内取得减肥效果，但患者往往难以耐受，且容易出现体重反跳现象，故仅适用于年龄在 18 ~ 65 岁、身体状况较好的难治性重度肥胖病例（孕妇除外）。

减轻饥饿感的方法

通常，节食开始后的 1 ~ 2 周，饥饿感往往最强烈。经过一段时间后，胃肠道慢慢适应了，饥饿感就会慢慢减轻。下列措施有助于减轻节食造成的饥饿感。

1. 少量多餐，将总热量的四分之一或五分之一作为上午和下午的加餐点心。

2. 多吃低热量、高容积的食物，如将海带、海藻、魔芋、蘑菇类低热量食品，与豆腐、萝卜、黄瓜等体积大的食品混合在一起煮汤或凉拌。

3. 少盐低油清淡饮食，降低食欲，减少进食量。

4. 用粗杂粮代替精细粮，增强饱腹感。

5. 饭前吃水果。

6. 减慢进食速度，细嚼慢咽。

7. 饭前或进食时，喝清淡的冬瓜汤、番茄汤、青菜汤、紫菜汤等。

单靠节食，减肥效果不佳

许多脂肪肝患者为了减肥而节食，开始几周体重有所下降，但不久以后，体重就开始反弹。这是因为，节食减肥时，由于热量供给不足，身体的第一反应是从"立即可得"的能源处获取热量。身体内"立即可得"的能源储备不是脂肪，而是糖原，即存在于肌肉和肝脏中的糖类。等到身体适应以后，才开始消耗脂肪。而此时，体内糖原已消耗过度，机体呈轻度脱水状态。也就是说，在减肥初期，虽然体重减轻了，但消耗的往往不是脂肪，而是肌肉。节食期一过，脂肪会迅速堆积，"胖子"一个个又"东山再起"，而失去的肌肉却很难恢复。因此，单纯节食减肥者，往往"越减越胖"。

脂肪肝合并高脂血症的饮食治疗原则

高脂血症可诱发脂肪肝，脂肪肝患者也容易发生血脂紊乱，两者均需进行饮食治疗。脂肪肝合并高脂血症患者的饮食治疗原则为：低热量、低脂、低糖和高纤维素饮食，限制饱和脂肪（低于总热量的 7%）和胆固醇（每日低于 150 毫克）的摄入。合并体重超标者，应同时严格控制总热量的摄入，并适当增加体力活动。

脂肪肝合并痛风的饮食治疗原则

合并高尿酸血症和痛风的脂肪肝患者应尽量少吃或不吃嘌呤含量高的食物，如动物内脏、鱼、虾、牡蛎、肉类、香菇、豆制品等，以减少外源性嘌呤摄入，降低血尿酸水平。每日蛋白质总量控制在 40 克左右，每日脂肪摄入量控制在 50 克左右，少吃动物脂肪。增加糖类物质（碳水化合物）的摄入量，如米、面、谷类等，确保机体热量供应。禁酒，特别是啤酒，少饮咖啡、浓茶、可乐等饮料。多吃富含维生素的水果和蔬菜。多饮水，促进尿酸排泄。

脂肪肝合并糖尿病的饮食治疗原则

首要原则是控制总热量，摄入的热量以能够维持正常体重或略低于理想体重为宜。肥胖者必须减少热量摄入，消瘦者可适当增加热量摄入。合理安排每日三餐，定时适量，每餐都应含有糖类、脂肪和蛋白质，以减缓葡萄糖的吸收，避免血糖升高。

糖类摄入量应占总热量的 60% 左右，每日进食量为 250 ~ 300 克，肥胖者为 150 ~ 200 克。谷类是糖类（碳水化合物）的主要来源，乳类、豆类、蔬菜、水果等，也含有一定数量的糖类。

蛋白质摄入量应占总热量的 10% ~ 20%。宜食用优质蛋白质，如乳类、蛋、瘦肉、鱼、虾、豆制品等。当合并肾脏疾病时，应在营养医师指导下适当限制蛋白质总量，并合理安排膳食蛋白质的种类。

部分糖尿病患者误以为糖尿病的饮食治疗是控制主食量。其实不然。目前，医学界提倡糖尿病患者不要过多控制碳水化合物，而要严格控制脂肪的摄入量。控制脂肪摄入能够延缓和防止糖尿病并发症的发生与发展，每日脂肪摄入量应减少至占总热量的 25% ~ 30%，甚至更低。尤应限制羊油、猪油、奶油等动物性脂肪的摄入，可用植物油，如豆油、花生油、芝麻油、菜籽油等含多不饱和脂肪酸的油脂代替，但椰子油除外。花生、核桃、榛子、松子仁等坚果，脂肪含量也不低，也要适当控制。此外，还应适当控制胆固醇的摄入，如动物内脏等。鸡蛋黄胆固醇含量高，以每日或隔日吃一个为宜。

增加膳食纤维、维生素和矿物质的摄入。粗粮富含膳食纤维，能降低空腹血糖和餐后血糖，以及改善糖耐量。豆类、蛋、绿叶蔬菜富含 B 族维生素和维生素 C。牛肉、蘑菇等富含铬盐，有助于改善糖耐量，降低血清胆固醇和甘油三酯。同时，还要多吃富含锌和钙的食物，预防骨质疏松。

糖尿病患者每日食盐量要控制在 6 克以下，预防高血压的发生。由于酒精除供给热量外，不含其他营养素，还会伤肝，故合并糖尿病的脂肪肝患者不宜饮酒。尤其是服用降糖药后，更不宜饮酒，以免出现心慌、气短，甚至低血糖反应。

在血糖控制较为理想的状态下，可在两餐之间适量增加

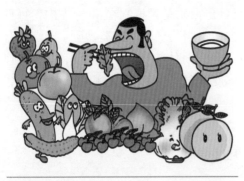

尽量选择含糖量低的水果，或用蔬菜代替

水果的摄入，宜选择血糖生成指数较低的水果，如苹果、梨、柚子等，一般每天 100 ~ 200 克（分两次食用）。若血糖控制欠佳，在饥饿状态下，可用黄瓜、番茄等含糖量低的蔬菜代替。

酒精性肝病，也需要饮食治疗

酒精性肝病，尤其是酒精性肝炎和酒精性肝硬化患者，常合并蛋白质、热量不足，以及多种维生素缺乏，而机体营养状态的改变与酒精性肝病的预后密切相关。对于酒精性肝病患者而言，戒酒是首要治疗措施，同时还需接受营养状态的评估。若存在营养不良，则需摄入高热量、高蛋白质、富含维生素的饮食。长期、积极的营养支持治疗对于酒精性肝病，特别是酒精性肝炎和肝硬化患者，是必要的、合理的。推荐的做法是，高热量的早餐和睡前加餐，每日每千克体重摄入 35 千卡以上的热量和 1.2 ~ 2 克的蛋白质，膳食应富含不饱和脂肪酸和必需氨基酸。不过，不能戒酒者应避免多不饱和脂肪酸的过多摄入，以免加重酒精性肝损伤。

另一方面，近年来许多被诊断为"酒精性脂肪肝"的患者也已达到肥胖的诊断标准。多数学者认为，饮酒可导致体重增加，诱发内脏型肥胖。生活中，亦早有"啤酒肚"一说。合并肥胖的酒精性脂肪肝患者，首要治疗措施依然是戒酒，但在饮食方面，则要坚持"高蛋白质、适量热量、低脂肪、适量糖类"的平衡膳食和减食疗法原则。

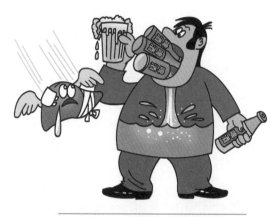

暴饮啤酒，"招来"肥胖和脂肪肝

暴饮啤酒，小心招来肥胖和脂肪肝

酒是"高产能"的饮料，1 克酒精能产 7 千卡热量，仅次于脂肪的产热量。啤酒的酒精度数虽然只有 3% 左右，但由于每次饮酒量较大，故酒精总摄入量并不低。长期大量摄入酒精，会导致酒精性脂肪肝，更可能进展为肝硬化和肝癌。酒精在损坏肝脏的同时，还会损害心肌功能，甚至发生酒精性心肌病。

啤酒虽然酒精度不高，但含糖量却不低。啤酒商标上标识的 11 ～ 12 度，并非酒精度数，而是酿造啤酒的原料、有一定含糖量的麦芽汁的浓度。据估算，一瓶 650 毫升啤酒的产热量相当于 100 克粮食的产热量，啤酒喝得多，等于多吃了很多食物，多余的热量会以脂肪的形式储存起来，久而久之，"将军肚"（内脏型肥胖）就出现了。

营养不良性脂肪肝的饮食治疗

营养不良性脂肪肝患者的饮食应以高热量、高蛋白质、高维生素、低纤维素食物为主。病情严重者，可改为要素饮食，或加用复合氨基酸制剂。必要时，可从静脉途径补充各种营养成分，以促进肝病恢复。

肝炎后脂肪肝的饮食治疗

不少急性甲型肝炎、戊型肝炎，以及慢性乙肝患者，往往在肝炎发病期间摄入过多高蛋白质和高糖饮食，同时又整日卧床"养肝"，导致短期内体重和腰围增加过多，从而诱发肝内脂肪堆积，形成肝炎后脂肪肝。

肝炎后脂肪肝患者的饮食应以"高蛋白质、高维生素、低动物脂肪"为主，糖类（碳水化合物）的摄入应适量。体重不足者，宜采用正平衡热量饮食；体重超重者，即使已发展至肝炎肝硬化阶段，也应采用负平衡热量饮食，使体重逐步下降到标准体重范围内。体重下降速度不宜过快，以每月减少 2.5 千克体重为宜。同时，还应根据肝炎恢复情况，进行适当的体育锻炼。

脂肪肝的运动处方

现代化的生活方式和饮食结构改变带来的活动量逐渐减少和热量摄取相对过剩，导致肥胖、高脂血症、糖尿病、脂肪肝等生活方式病（"文明病"）的发病率急剧上升。而这些疾病的康复治疗不外乎两大方面：一是以膳食干预为主的生活方式指导，二是运动疗法。

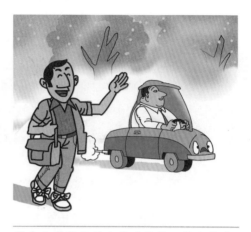

当今人类健康最大的威胁是"以车代步"

运动疗法是脂肪肝综合治疗的重要组成部分

在合并肥胖、高脂血症、2型糖尿病等营养过剩性脂肪肝的治疗中，运动锻炼的重要性仅次于饮食控制。运动疗法是以运动锻炼为主要手段，根据不同人群和疾病特点，选用合适的运动方法，确定适合的运动量，进行有针对性锻炼的一种疾病防治方法。

与其他疗法相比，运动疗法具有以下特点：首先，它是一种主动疗法，需要患者积极主动参与，认真坚持，以此来训练和提高自我控制能力；其次，它是一种全身疗法，可引起整体性生理效应，既对局部病痛有治疗作用，又对全身各脏器产生积极影响；第三，它是一种恢复功能的疗法，经常从事体育锻炼的人，精力、体力、内脏功能，以及抵抗力、适应力，均比不常锻炼者强；第四，它是一种防病手段，可以增强体质和机体的抗病能力。

运动是机体消耗热量的最佳方法

人体摄入的食物经过消化吸收后，转变为葡萄糖、氨基酸和甘油进入血液。这些物质通过机体代谢后，转变为热量，提供机体日常生活和工作需要。人体每日摄入的多余热量，主要以脂肪的形式储存在肝脏、皮下及其他组织内。若热量摄入过多或消耗过少，就会发生肥胖系列病。那么，控制饮食、加强运动，就是"反其道而行之"的有效减肥方法。

在日常生活中，人们的活动差异很大，对热量的需求也各不相同，少的每日只需要 1 500 千卡左右，多的每日需要 3 000 千卡以上。运动是消耗多余热量的重要途径。比如，卧床休息每小时消耗 60 千卡热量，坐着休息每小时消耗 140 千卡热量，做家务每小时消耗 150 ~ 250 千卡热量，散步每小时消耗 210 千卡热量，中等速度行走每小时消耗 300 千卡热量，中等速度骑自行车每小时消耗 660 千卡热量。

运动不足，危害重重

流行病学研究表明，人体若长期缺乏运动，将使组织器官功能下降30%，并促进多种疾病发生。

心脑血管系统　长期缺乏运动可导致心肌收缩力减弱、心脏功能减退、血液循环速度变慢、血黏度增加，引起心脑血管疾病。同时，缺乏运动容易导致的肥胖、高血压和高脂血症等，也会增加心脑血管疾病的发病风险。

呼吸系统　长期缺乏运动会使呼吸、循环功能低下。人体即使在轻微劳动时，也会出现心悸、呼吸困难等不适症状。

骨骼关节系统　长期缺乏运动可导致长骨骨骺和干骺端松质骨内的钙质丢失，引起骨质疏松。运动不足还可引起颈部、腰、背、大腿等部位肌肉的废用性萎缩，肌力下降，进而导致颈椎病、腰椎病，以及骨关节病的发生。

消化系统　缺乏运动会使人体消化功能减退，胃肠黏膜及腺体萎缩，易诱发慢性胃炎、消化性溃疡、便秘、胃食管反流病等疾病。

代谢系统　运动不足加上饮食过量，常导致机体热量过剩，引起肥胖症。长期肥胖，尤其是内脏型肥胖者，易发生胰岛素抵抗，进而导致糖耐量异常、2 型糖尿病、高脂血症、脂肪肝等疾病。

免疫系统 缺乏运动易导致机体免疫功能下降，易发生各种感染性疾病。

体育运动的七大好处

1. 加快血液循环，促进组织新陈代谢。

2. 促进体内脂肪分解，减轻体重。因为肌肉运动需要消耗热量，短时间的运动主要由糖类提供热量，而 20 分钟以上的持续运动，则可有选择性地将脂肪作为热量的主要来

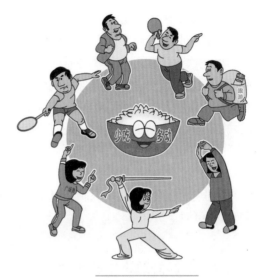

少吃多动有益健康

源，促进脂肪分解，尤其是促进腹腔内脂肪的消退。此外，运动还可促进肌肉蛋白的合成。因此，运动在选择性地减少身体脂肪的同时，非脂肪体重（肌肉等）几乎没有变化，甚至相对增加。这点与节食减肥存在很大不同。

3. 改善葡萄糖代谢，提高细胞对胰岛素的敏感性，减轻胰岛素抵抗，从而改善患者的血糖水平。

4. 调节血脂，降低血液中甘油三酯、极低密度脂蛋白胆固醇和低密度脂蛋白胆固醇（俗称"坏胆固醇"）的含量，增加高密度脂蛋白胆固醇（俗称"好胆固醇"）的含量，后者可减少血脂在血管中的沉积，防止动脉硬化。

5. 缓解轻中度高血压。研究发现，与坚持体育锻炼或经常参加体力劳动的人群相比，不坚持体育锻炼或很少从事体力劳动人群高血压的发病率是前者的 3 倍。早期高血压可以通过单一运动的方法加以控制，中晚期高血压则可以通过运动来减少降压药的用量。

6. 改善呼吸、循环功能，增强抵抗力，提高身体适应性和劳动能力。

7. 减轻精神紧张，消除焦虑，增强自信心，提高生活质量。

运动治疗最适合营养过剩性脂肪肝患者

一般地说，无严重并发症的脂肪肝患者均可在医生指导下进行合适的

运动。目前认为，运动疗法最适合伴胰岛素抵抗和体重超重的脂肪肝患者。对这些脂肪肝患者而言，运动治疗的重要性仅次于饮食控制。

单纯饮食控制时，机体的基础代谢率降低，热量消耗减少；若辅以体育锻炼，则可使热量消耗增加。同时，运动还可减少单纯低热量饮食造成的机体蛋白质丢失，促使更多的脂肪分解，使机体的构成发生有益的变化。在减肥的同时，增强了体质，还有助于控制血糖、降低血脂和血压，并促进肝内脂肪沉积消退。

值得一提的是，有研究表明，通过增加热量消耗、限制热量摄入所引起的血脂改变，要比单纯限制热量摄入更为理想，因为运动对肝脏脂肪代谢的影响具有较强的针对性。

五类脂肪肝患者不宜运动

1. 合并严重疾病的营养过剩性脂肪肝患者，如急性心肌梗死、不稳定型心绞痛、充血性心力衰竭、严重心律失常、重度高血压、1型糖尿病、肾功能不全、肝功能明显损害或发展至肝硬化失代偿期，应禁止活动，以免病情恶化。

2. 合并频发室性早搏、心房颤动、室壁瘤、肥厚性梗阻型心肌病、扩张型心肌病、应用洋地黄或 β 受体阻滞剂等药物的脂肪肝患者，应尽量减少运动。即使可以运动，也必须严格控制运动量和运动持续时间，并在运动过程中密切观察病情变化。

3. 因恶性营养不良、甲状腺功能亢进、肺结核等全身消耗性疾病，以及神经性厌食所致的营养不良性脂肪肝患者，不宜运动，以免加重病情。

4. 因药物、酒精和毒物导致肝脂肪变者不宜运动，因为过多运动可能成为干扰肝脏代谢的因素。

5. 急性脂肪肝患者，如妊娠急性脂肪肝、Reye 综合征等，应限制活动，卧床休息。

运动治疗前，先去医院体检

由于脂肪肝患者的临床背景、身体适应性、生活方式各不相同，医生在为患者制订运动处方前，必须掌握每个患者的特点，分析其发生脂肪肝的病因和诱因，并根据每个人的具体情况，进行正确的运动指导。这就需要患者在运动治疗前，进行详细的医学检查和生活方式检查。

一般情况 包括病史（现病史、既往史、家族史等）、运动史（运动爱好、现在的运动情况）、社会环境状况（职业、工作与生活环境、营养条件、周围能利用的运动设施等）。

体格检查 包括身高、体重、血压、基础代谢率、腰围和臀围、体脂百分比和体内脂肪分布等。此外，肌力、柔软性等评价身体适应性的指标也是常规检测项目。

辅助检查 包括尿常规、血糖、血脂、肝肾功能、心电图、肺功能、眼底等检查。

特殊检查 主要指心脏运动负荷试验。通过定量的运动负荷（如平板运动试验或功率自行车试验）评估心脏功能，以发现潜在的心律失常或心肌缺血性改变，减少运动意外的发生；了解运动时的最大摄氧量和最大心率，确定运动强度的上限（安全界限）及下限（有效界限），为制定运动处方提供定量依据。

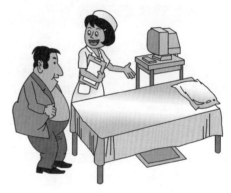

运动治疗前，先去医院体检

生活方式检查 了解患者的职业、工作性质、闲暇时间安排，以及对运动的爱好，尤其需要了解患者一天或一周的活动项目及实施时间，以便制订合理的运动处方。

特别提醒

脂肪肝患者应从实际出发，选择本人喜欢且易于坚持的运动项目，运动量适合本人的身体条件，运动强度达到有效心率标准，同时必须考虑安全问题（如体力，脊柱、关节和心肺承受能力，场地，设施，等等），以及能否达到预期目标（如体重下降、腰围缩小和肝内脂肪沉积减轻），将安全、效果与兴趣，三者统一起来，进行科学锻炼。

制定运动处方的目的

由于脂肪肝患者的健康状况和运动能力各不相同，运动处方应具有个性化特征。合并肥胖症、高脂血症、高血压、糖尿病、动脉粥样硬化等慢性病的脂肪肝患者，必须在医院获得个性化的运动处方。

制定运动处方的目的是为了保障运动安全和提高运动效果。运动处方应包括：运动强度、运动持续时间、运动密度、运动项目、运动过程中注意事项等内容。其中，运动强度是运动处方的核心。

制定运动处方的原则

个体化　每个人的生活方式和习惯各有差异，只有选择合适的运动形式和强度，才有可能长期坚持并收到良好效果。因此，所谓"个体化"，除年龄、性别、疾病诊断和病情外，还应考虑患者的兴趣、生活习惯等。

以体力为基础　体力的差别比性别和年龄的差别更重要，应以体力（全身耐力）作为制定运动处方的基础。

循序渐进　为保证运动的有效性，根据身体条件的变化调整运动强度。当运动能力有所提高后，需调整运动处方。

确定运动强度　运动强度是决定运动安全和运动效果的重要因素。为提高全身耐力水平，必须达到改善心血管和呼吸功能的运动强度。运动强度的大小，可以用外加负荷的大小来表示，如力量练习时的负重大小、步行或跑步时的速度等，也可以用运动时人体的生理反应量来表示，如心率的快慢、单位时间的耗氧量等。由于不同个体在相同外加负荷时的生理反应量不同，故在运动处方中，运动强度的指标一般都用生理反应量来表示，最常用的指标是心率。若运动强度超过安全界限，患者可能发生危险；若运动强度低于有效界限，则达不到运动效果。介于安全界限和有效界限的心率范围，就是安全而有效的。脂肪肝患者的运动量可在此标准上减少10%左右。

持之以恒　想要获得比较肯定的运动效果，至少需要运动6～8周。由于运动产生的代谢改变是暂时的（如高脂血症患者停止训练4天后，血脂水平就会恢复到锻炼前的水平）。同时，若运动频率太低，肌肉力量得不到积累，每次运动后都会出现肌肉酸痛症状，故运动治疗必须有一定的频率，并持之以恒。

区分有氧运动和无氧运动

根据锻炼时人体内物质代谢的方式，可以把体育锻炼项目分为有氧运动和无氧运动两大类。

有氧运动一般是大肌肉群的运动。在有氧运动期间，人体以有氧分解代谢为主。这种运动可以帮助人体对氧气的利用，消耗葡萄糖，动员脂肪，可以改善体内各器官和系统的生理生化状态，有助于提高心、肺、血管功能，促进呼吸，强化心脏，扩张血管，增加血液循环和组织器官氧气供应。常见的有氧运动形式包括：行走、慢跑、爬楼梯、游泳、骑自行车、跳舞、打太极拳等。

无氧运动通常为特定肌肉的力量训练。当机体进行一些时间短、强度大的体育锻炼时，需要在短时间内消耗大量热量。此时，机体会以无氧代谢提供热量。常见的无氧运动形式有举重、短跑、打篮球、踢足球等。由于无氧运动时心肺负荷明显增加，故对心肺功能不佳的中老年脂肪肝患者而言，无氧运动有可能导致不良后果。

脂肪肝患者宜选择有氧运动

脂肪肝患者的运动治疗以锻炼全身体力和耐力为目标，宜选择全身性、中等强度、较长时间的有氧运动，适当配以短时间、能承受的无氧运动。患者应根据自己的爱好、原有的运动基础、肥胖程度、体质、居住环境、性别、年龄等，选择不同类型的有氧运动项目。应尽量选择不需要特别的技术和器械，最好无论在什么地方、什么时间，都能实施的运动项目。运动强度不宜过大，动作协调、有节奏为宜。运动方式应持续使用大肌肉群，如慢跑、中速快步行走（既可在室外进行，也可在跑步机上进行）、骑自行车（包括功率自行车）、打羽毛球、跳舞、跳绳、游泳、做操等。另外，某些放松运动，如打太极拳等，不仅可以作为整理阶段的运动项目，也可作为辅助运动方式进行锻炼。

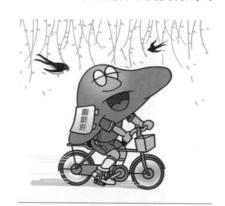

脂肪肝患者应进行中等强度、较长时间的有氧运动

一些以无氧运动为特征的运动项目以及局部锻炼，如举重、短跑、踢足球、打篮球、柔道等，虽然也增加热量的消耗，但会使糖酵解增加，肌糖原的消耗和乳酸生成增多，使血糖降低，容易导致食欲亢进、游离脂肪酸消耗受阻，可能不利于降脂减肥和促进肝内脂肪消退。当然，对于没有太多时间坚持有氧运动的中青年脂肪肝患者而言，每周进行 1 ~ 2 次无氧运动，亦有助于脂肪肝的防治。

家务劳动不能代替体育运动

特别提醒

首先，体育运动有一定的强度和持续时间的要求，家务劳动通常不需要持续很长时间，肌肉运动所产生的反应程度很小。其次，家务劳动的动作结构单调，涉及全身肌肉群的家务劳动少之又少，而体育健身运动有一定的动作结构要求，需要全身肌肉参与的动作很多。即便是运动强度不大的快步走，也能使心率加快、肺通气量增大，而家务劳动通常达不到类似锻炼效果。

值得一提的是，快步走可以产生较好的健身效果，但同样是步行的"逛马路"，则不会产生明显的健身效果。因为快步走有一定的运动强度和持续时间，且是全身性运动，而"逛马路"通常走走停停，运动没有持续性和规律性，往往达不到健身效果。

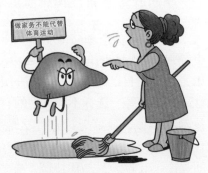

做家务不能代替体育运动

脂肪肝患者最适用的两种有氧运动

"快步走" 步行自始至终都是有氧运动，且不需要特殊的场地，也不需要特定的器械，利用计步器，达到一日规定步数即可，简单易行，容易坚持。同时，步行运动强度较小，比较安全，特别适合年龄较大、身体较弱的患者。

在各种形式的步行中，快步走是脂肪肝患者最理想的有氧运动方式。快步走，是以中等大小的步距、较高频率、每小时 5 ~ 6 千米的速度步行。快步走消耗的热量较多，能有效促进人体新陈代谢，加速血液循环，对人体脂肪的消耗较明显，可明显改善患者的脂代谢。有研究表明，在相同速度和距离上，步行的减肥作用比跑步强。同时，快步走有别于跑步、跳绳、登山等运动，一般不会对人体造成伤害。

脂肪肝患者宜从慢速步行开始，逐渐增加步行速度，直至达到每分钟 115 ~ 125 步。开始时，可每日步行 5 000 步，以后逐渐增至 7 000 ~ 10 000 步，进而快步行走，逐渐增加运动量。可遵循"3、5、7"原则，即每日步行 3 000 米（半小时内），每周 5 次，每次步行后的心率与年龄之和应为 170。

游泳　在所有的有氧运动中，游泳是减脂效果最好的一项运动。即便是在水中慢走，也能起到较好的减脂效果。首先，由于水的密度、导热性与空气不同，水的温度较气温低一些，故人体在水中运动时，身体释放的热量要比在陆地上多，且水温越低，人体释放的热量越多，多余脂肪的消耗也越快。其次，水对人体具有一定压力，人体在水中运动比在空气中运动所受到的阻力要大得多，而人体在一定压力和阻力下进行运动，热量和脂肪的消耗会更加迅速。此外，游泳还有助于稳定情绪、降低血压。

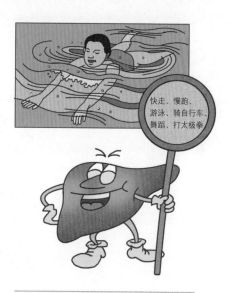

快走、慢跑、游泳、骑自行车、舞蹈、打太极拳

适合脂肪肝患者的有氧运动方式

合理调控运动强度

在运动过程中，脂肪氧化供能比例有明显的强度依赖性，即随着运动强度的逐渐增加，脂肪供能比例逐渐提高，但达到一定运动强度后，脂肪

供能比例开始下降，直至脂肪供能停止。对脂肪肝患者而言，为达到最佳运动治疗效果，必须确定一个安全且脂肪氧化供能比例最高的运动强度。经过一段时间的锻炼，患者的运动能力和健康状况有所改善后，应及时调整运动强度。通常，运动处方的调整周期为 6 个月。

运动后有明显饥饿感，往往提示运动强度过大

在有氧运动过程中，糖和脂肪都可以作为供能物质，两者的供能比例与运动强度密切相关。当运动强度过大时，糖的供能比例上升，脂肪的供能比例下降。糖消耗过多时，可使血糖水平降低，患者可出现明显饥饿感。而运动时以脂肪酸有氧氧化提供热量时，患者在运动后不会有明显饥饿感。也就是说，运动后食量明显增加，往往提示运动强度过大，反而不利于脂肪的消耗。

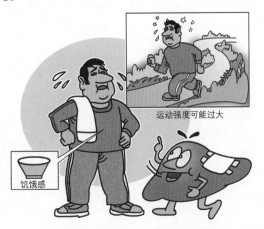

运动后有明显饥饿感，提示运动强度可能过大

运动过程中要监测心率

运动过程中的心率是反映运动强度可靠而简易的生理指标。在一定范围内，心率与运动强度呈直线关系。运动处方中规定的心率范围，称为"目

标心率"或"靶心率"。目标心率可以用（170 – 年龄）次 / 分钟来预估，最高不超过（200 – 年龄）次 / 分钟。脂肪肝患者在运动时，心率至少应维持在每分钟 100 次以上。若锻炼后，心率和预估值差不多，说明运动量合适；若低于预估值 5 次，说明运动量可能过小；超过预估值 5 次，说明运动量可能过大。

所有参加运动的脂肪肝患者都应该学会自测心率。心律规则的人，脉搏数与心率一致，在运动过程中，可以脉搏数代替心率。常用方法的是测定桡动脉的脉搏数，也可以测定颞浅动脉或肱动脉的脉搏数。不宜在颈总动脉处测定脉搏数，以免按压颈总动脉导致不良反应。

特别 提醒

每天清晨起床前测定的脉搏数（晨脉）比较稳定。若晨脉明显降低，提示运动对提高心脏功能有一定效果；若出现无其他原因可解释的晨脉加快，往往表示运动负荷过大，应适当调整。

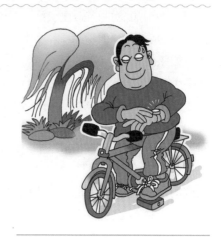

运动过程中要注意监测心率

运动时间有讲究

持续时间不宜过短 一次运动的持续时间对运动效果有较大影响。如果没有足够的持续时间，即使运动强度适宜，也无法获得理想的运动效果。

脂肪肝患者需要通过运动消耗体内堆积的脂肪，降低血甘油三酯水平，从而达到缓解脂肪肝的目的。而从脂库中的甘油三酯分解，到脂肪酸经血液运输进入骨骼肌细胞进行氧化分解，需要经过一系列复杂的生化过程，一般需要 20 ～ 30 分钟。因此，想要获得满意的降脂减肥效果，一次运动持续的时间至少应在 20 分钟以上。有研究发现，在有氧运动过程中，脂肪供能比例存在时间依赖性，随着运动时间的延长，脂肪供能比例逐渐上升，持续运动时间达 3 小时后，脂肪供能比例几乎接近 100%。

运动时段无特别要求　至于每天在什么时间段进行体育运动比较适宜，主要看个人的习惯和时间安排，早晨、傍晚或睡前运动，都可以。但需注意，进食后不要立即运动，运动后不要立即进食。夏天运动时，应避开阳光直射的时间段。冬天运动时，应避开清晨气温较低时，以及大风降温时。糖尿病患者应避免空腹或餐前锻炼，以免发生低血糖。

运动频率应合适　只要没有运动限制性因素，脂肪肝患者应坚持每天进行中等强度、较长时间的有氧运动。运动限制性因素主要包括自身健康原因（如罹患急性感染性疾病、严重心肺功能不全、严重高血压病等不适合运动的疾病）和环境因素（中度以上空气污染）。

如果运动时间能安排妥当，最好一天安排一次运动。因为一天两次、各半小时的运动效果要明显低于一天一次、持续一小时的运动效果。更何况，每次运动前需要有足够的准备活动时间，运动后还要做好充分的整理活动，若一天运动两次，花在准备活动和整理活动上的时间往往比正式运动的时间还要长，在时间安排上并不经济。

运动治疗贵在坚持　运动对人体是一种刺激，这种刺激会使人体产生相应的反应，而只有长期、有规律的刺激与反应，才能使人体在形态、结构、功能、生化等多方面产生一系列适应性变化，从而达到增强体质和促进健康的目的。运动刺激引起人体产生适应性变化的程度具有时间依赖性，只有经常运动才能产生健身效果。偶尔参加一次运动，无法产生健身效果。

有些年轻人平时没时间运动，周末参加一整天的运动，运动量很大，甚至有运动性疲劳的产生。这种"暴饮暴食"式的运动方法，不但无法获得良好的健身效果，还会因为一次大运动量的运动造成机体疲劳而影响健康。

运动注意事项

运动装备要合适　运动时，应穿着舒适的运动鞋和宽松合体的运动服装，准备合适的运动饮料或饮用水。

准备活动要充分　准备活动是预防运动伤害事故的重要措施。先热身，后拉伸，强度由小到大。冬季一般需要做 15 ~ 20 分钟的准备活动。夏季一般需要做 5 ~ 10 分钟的准备活动。

注意保暖　在寒冷的冬季，若运动时感到微微出汗，可及时脱去外衣；运动结束后，应及时披上外衣，然后做整理活动。

严格遵循运动处方运动　不随意增加运动强度、延长运动时间，不参加具有竞争性质的运动项目。运动持续时间较长时，可安排 2 ~ 3 次的短暂休息时间。

注意补水　运动过程中可少量多次饮水，不能在感到口渴时才饮水。运动前不宜大量饮水。饮料可以自行配制，糖含量应低于 2.5%，最好含有少量钾、钙等离子。不宜饮用碳酸饮料和高糖饮料。即使在夏季，也不宜饮用冰水。

选择合适的运动场地　运动场地宜选择公园、绿地等，不宜在交通繁忙的马路边运动。选择游泳运动者，应注意泳池水质，不能在没有安全保障措施的湖泊、河流中游泳。

运动后要做整理活动　运动结束后，应做好充分的整理活动，时间一般为 5 ~ 10 分钟。若运动后出汗较多，不宜马上洗澡。

随身携带医疗卡　脂肪肝，特别是合并高血压、糖尿病、冠心病的患者，在自行运动时，应准备一张医疗卡，标明自己的姓名、住址、联系电话、联系人、患病情况等，运动时随身携带。一旦发生意外，旁人可及时发现和处理。

出现不适，逐渐停止运动　脂肪肝患者若在运动过程中出现胸闷、心前区疼痛等异常情况，应逐渐降低运动强度，直至停止运动，并立即去附近的医疗机构做必要的检查，切忌立即停止运动。

防治低血糖　合并糖尿病的脂肪肝患者，可在运动前进食适量牛奶、水果、饼干等。运动时最好随身带适量饼干、糖果等，一旦出现低血糖先兆，可及时食用。若运动时间较长，应每隔 30 ~ 40 分钟补充少量食物。正在服用降糖药或使用胰岛素者，应将运动时间与药物作用高峰期错开，以免发生低血糖。

脂肪肝的心理行为处方

行为疗法的定义

行为疗法，又称学习治疗、行为修正疗法，是现代心理治疗的一种重要方法。它是在行为注意理论、条件反射原理的基础上发展起来的处理和改变患者不良行为的一整套行为矫正疗法。

脂肪肝的行为治疗，是通过改变脂肪肝患者及其高危人群的不良饮食及生活习惯，从而达到预防和治疗疾病的目的。行为疗法是脂肪肝综合治疗措施之一，至今已有100多项临床试验报道证实其有效性，具体措施也在日益完善中。

健康行为是指人们为了增强体质和维护身心健康而进行的各种活动。健康行为对预防各种因行为及心理因素所致的疾病具有非常重要的意义。健康行为包括：均衡营养、合理运动、良好心态、戒除劣习。

不良行为，是指个体或群体在偏离个人、他人、社会的期望方向上所表现的一组行为。该行为对自己、他人，乃至整个社会的健康，有直接或间接、明显或潜在的危害作用，对健康的危害具有一定的作用强度和持续时间，是个体在后天生活经历中习得的。

尽管肥胖症、糖尿病、酒精性和非酒精性脂肪性肝病的发生，有遗传因素参与，但遗传因素只有在不健康的生活方式和不科学的饮食习惯基础上才起作用。个人的健康和寿命，60%取决于自己，不良的饮食习惯和生活方式是造成包括脂肪肝在内的诸多慢性疾病的"罪魁祸首"。

脂肪肝患者的常见不良行为

人的心理与行为受生物、心理、社会三方面因素的影响。不良行为的形成，常是多方面、多因素、长时间综合作用的结果。脂肪肝患者的常见不良行为包括：营养失衡的饮食习惯、酗酒、吸烟、睡眠不足及惰性行为等。

营养失衡　偏食，挑食，过分追求高营养、高热量、高脂肪食物，是导致营养失衡和许多疾病发生的重要原因。饮食中的脂肪含量，尤其是饱和脂肪酸过多，是引起高脂血症最常见的原因，并与体内脂肪贮存量和脂肪肝直接有关。

酗酒　酗酒的形成与心理、社会因素密切有关。心理创伤、抑郁虽然是导致酗酒的重要原因，但相当一部分酗酒者是从社交饮酒发展而来。酗酒是导致脂肪肝的重要病因之一。酒精抑制肝内脂肪酸的氧化，同时促进脂肪酸、甘油三酯、极低密度脂蛋白的合成，引起脂代谢、热量代谢障碍，以及肝细胞脂质过氧化损伤，诱发脂肪性肝炎和肝纤维化。

吸烟　吸烟是一种复杂的行为模式，同样受到社会因素和心理因素的巨大影响。开始吸烟多与社会压力、心理变化相关，如为缓解来自生活、工作的压力，以及自尊心、地位认同或人际交往的需要等，最终发展成为维持心理和某些生理功能的需要或依赖。吸烟是一个危害个体及公共人群健康的严重社会问题，也是引起多种疾病（包括脂肪肝）的致病因素。有研究发现，吸烟可以抑制脂肪组织中脂蛋白脂酶的活性，使血中甘油三酯水平升高，导致脂代谢紊乱和动脉粥样硬化。

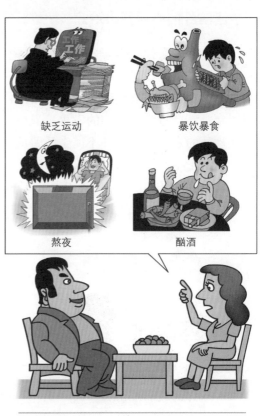

缺乏运动　　暴饮暴食

熬夜　　酗酒

脂肪肝是一种不良生活方式病

不规则进食　主要指集中进餐、快速进餐、过量进餐和夜间加餐，这些不健康的饮食习惯都会导致体内脂肪堆积，进而诱发肥胖和脂肪肝。动物实验发现，相同分量的饲料，与一天喂食 6

次相比，一天 1 次的喂食方式会使大鼠积存更多脂肪，提示集中饮食容易诱发肥胖。减慢进食速度，可刺激脑肠肽（CCK、GLP-1 等）分泌，不仅能延缓胃排空，有利于营养物质的消化吸收，还能通过迷走神经传递信息至中枢神经系统，作用于下丘脑饱食中枢，产生饱食效应，使人减少或停止进食。进食速度越快，达到同样饱腹感所需要的食物越多，其后果不言而喻，必然是导致肥胖。夜间迷走神经兴奋，脂肪合成增加，且晚上体力活动少，热量支出少，消化系统血供丰富，消化吸收功能增强，夜间进餐必将使多余的热量以脂肪的形式贮存起来。

　　惰性行为　以车代步、以坐电梯代替爬楼梯等现代化的生活方式，助长了人的惰性。不爱活动和锻炼的人，热量消耗少，多余的热量容易转化为脂肪贮存，从而导致肥胖。

脂肪肝的心理行为治疗

　　现代医学模式已从传统的生物医学模式转变为生物、心理、社会医学模式。健康的概念也不再局限于身体没有疾病，而是身体、精神和社会方面的完美状态。生物因素、遗传因素固然与疾病的发生密切相关，但心理因素及不良行为在疾病的发生发展中同样起着重要作用。脂肪肝及其伴随疾病的发生，与多种不良生活习惯或嗜好有关。通过健康宣教和心理治疗纠正不良行为，可有效防治这类"不良生活方式病"。

　　人的情绪变化时刻影响着患者对生活的感知、评价和体验，从而影响其生活质量。一个人对疾病的态度，对生活质量的感受，会对疾病的预后产生很大影响。比如，如果对疾病抱着"无所谓"的态度（不把脂肪肝当回事），会让病情在不知不觉中逐渐加重；如果对疾病过度关注（太把脂肪肝当病），则会导致焦虑、抑郁，甚至病急乱投医，反而不利于疾病的恢复。情绪是看不见的手，暗中支配着行为；行为是外在的调节器，影响着疾病的发生和发展。

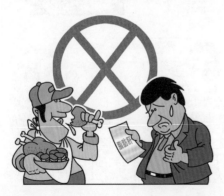

摆正心态，不要不在乎，也不要太焦虑

脂肪肝患者应提高对脂肪肝及其相关疾病的正确认识，消除"忧虑病情，悲观厌世，恐惧害怕，觉得患了脂肪肝就会发生肝硬化及肝癌，或者认为脂肪肝难以治愈"等顾虑，树立战胜疾病的信心，逐渐建立健康的生活方式和饮食习惯。

行为治疗的主要形式

许多肥胖性脂肪肝患者和酒精性肝病患者曾尝试过不少减肥或戒酒方法，但均以失败告终，造成信心不足，治疗过程中往往不想与医生主动配合。因此，医生在治疗开始时，应向患者说明所采取治疗的意义；在治疗过程中，应定期总结所取得的成绩，并予以鼓励，直至取得成功。具体的行为治疗方式有以下几种形式。

集体治疗　如减肥俱乐部、交友小组、戒酒者互助小组等。小组成员之间的信息传递、情绪宣泄、成功经验分享、行为模仿等，有助于自我认知水平和人际交往能力的提高，以及个人健康行为的重建。

家庭治疗　生活方式和行为的构建与家庭背景密切相关。患者在治疗过程中，应获得家庭成员的支持、理解和配合。有研究发现，在减肥过程中有家庭成员参与的患者，其减肥效果明显优于无家庭成员参与者。

个人治疗　即一位医生面对一名患者，适用于部分不愿意公开个人行为及思想的患者。医生在治疗过程中，应给予患者坦诚、无条件的积极关注，以及感情移入性的理解（站在患者的立场去看待他们的问题，体会他们的痛苦和心情），使患者恢复健康心态，配合行为矫正治疗。

酒精依赖的心理疗法

世界卫生组织曾声明，"少量饮酒有益健康"的说法没有科学依据，并重申酒精消费是引起健康损害最严重的世界性问题，并建议将"适度饮酒有益健康"的口号改为"饮酒越少越好"。对已经存在酒精依赖的人而言，可以尝试以下几种方法，摆脱酒精依赖。

脱离饮酒环境　如果你有几个经常聚会的"酒肉朋友"，请你远离他们。

逐渐减量　长期饮酒者突然戒酒，可能会出现酒精戒断症状。计划戒酒者可以先规定一个最大饮酒量，每天饮酒量不得超过这个剂量；等身体适应后，再逐渐减量（一般在 2～3 周内，将饮酒量减掉一半），直至完全停止饮酒。只要能坚持，大多数患者能够逐步停止饮酒。

培养兴趣爱好　停止饮酒后，患者往往会觉得缺了点什么，总有点心神不宁的感觉。这时候，往往需要用一些有益的兴趣爱好来分散注意力，如运动、唱歌、练书法、绘画、跳广场舞等。

部分严重酒精依赖患者，需去正规医院进行系统戒酒，以提高戒酒成功率，防治酒精戒断综合征。

控制饮食的心理疗法

厌恶法　运用外界因素使肥胖者对进食产生厌恶心理，抑制强烈的食欲诱惑，减少进食量。比如，在进食的场合，写上预防肥胖和脂肪肝的某些警句，如"肥胖将使你臃肿、体弱多病""脂肪肝将导致肝脏损害，并会诱发肝硬化"等。

想象法　当食欲强烈时，想想过度进食的诸多害处，如体态臃肿，会诱发糖尿病、高血压、脂肪肝、冠心病等，可使消化液分泌减少，胃口大减，从而达到节制饮食的目的。

转移法　当无法摆脱强烈的食欲诱惑时，可运用心理转移法，把注意力转移到另一个更具有吸引力的东西或活动上去。比如，在食欲强烈之际，外出游玩或咀嚼一些低热量的食物，如橄榄、胡萝卜、口香糖等。具体措施可根据自己的爱好加以选择，吸引力越大，兴趣转移越快，节制饮食的效果就越好。

自控法　通过记录饮食日记，自我监控、观察、认识自己的不良饮食行为，以便自我控制。根据肥胖者的膳食特点，可依据下列四条原则来改变饮食方式：首先，要在固定的地点、时间就餐；其次，不要边看电视，边进食；第三，进食时要细嚼慢咽，仔细品尝味道；第四，减少盛食物容器的体积，主动控制饮食量和进餐时间，确保在午餐和晚餐前，有半小时以上的饥饿时间，从而产生饥饿感刺激大脑，使大脑发出将体内积聚的脂肪变成热量的信号。经过反复刺激，往往可使脂肪代谢系统的功能得以健全。

控制饮食切忌"矫枉过正"

有些脂肪肝患者为了尽快康复，严格限制饮食，有矫枉过正的倾向，甚至发生了神经性呕吐和厌食症。厌食症的干预比较困难，且厌食症一般不到非常严重的程度，不会引起患者及其家属的注意。

患者若出现下列厌食症的早期症状，应及时去医院心理科或消化内科就诊，在医生指导下进行行为干预：①进食量减少，由于早期厌食症患者的体重不一定会明显减轻，故评估一天的进食量很重要。若患者出现食欲明显下降，甚至粒米不进、鱼肉不沾，应引起重视。②催吐或过度运动，有些患者可能吃得不少，但是会偷偷地去厕所将所吃的东西吐出来，或者想通过不停的运动把吃进去的食物消耗掉。③体重明显下降。

纠正不良饮食行为的方法

厌恶训练 在餐桌上放上自己大腹便便的照片，当面对美味佳肴欲狼吞虎咽时，受到"反面刺激"，可抑制食欲。

转移训练 进商店时，避免经过食品柜台，不买零食；不去快餐店；不在办公室和家里放零食；糖果、点心、水果等食品要存放在不易看到和不易拿到的地方；无法摆脱食欲诱惑时，设法将注意力转移至其他更有吸引力的活动或事情上。

放慢进食速度 规定进餐速度、每口食物咀嚼的次数，以及用餐过程中放下餐具休息的次数及时间。进食速度要尽量放慢，用餐时间以20～30分钟为宜。

减少进食量 根据理想体重设定每日摄入的总热量。避免饱食，每餐宜七八分饱；不要用大碗盛菜和盛饭，每次盛的量要少；不要因为怕浪费，而"包揽"剩菜剩饭。

专心吃饭 避免在紧张、焦虑或情绪激动时进食，吃饭时不看电视、不听音乐等，以免在无意中进食过多。

用低热量食品代替高热量食品 当食欲十分强烈时，可以用黄瓜、西红柿、萝卜等食物代替，或以打电话、看减肥录像或书籍等代替进食。

饭后购物 养成饭后购物的习惯，因为在空腹时采购食品，容易受食欲的支配而购买过多食品。购买食物要有计划，按事先拟好的购物清单购买，不要购买方便面等速食食品。

让自己"看到"减肥效果　体重每下降 500 克，就往袋子里放同等重量的沙子，袋子的重量相当于自己减轻的体重。经常拎袋子，会使自己坚定减肥的信心。

心理调节有助于控制体重

心理调节如同盐，虽然对菜的营养没有太大影响，但对菜的口味却有"画龙点睛"的作用。心理状态不同，可以使体重控制变得更加容易或者更加困难。好的心理状态会把控制饮食解释成"为自己的健康而努力"，将节食变得轻松而积极；不好的心理状态会把控制饮食理解为"上刑罚"，以至于每一餐都变得痛苦不堪。同样，面对体育锻炼，好的心态可以帮助患者"坚持到底"，不好的心态往往会使患者"半途而废"。积极的心态和思维方式会使体重控制变得更加简单，甚至充满成就感。

饮食日记好处多

脂肪肝患者应养成每天写饮食日记的好习惯，认真记录一日三餐进食

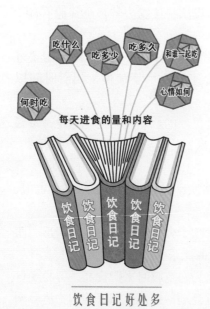

每天进食的量和内容

饮食日记好处多

的量和内容，包括点心、饮料、零食、夜宵等。详细记载食用时间、进食速度、食物内容、地点、与何人共同进餐、进餐前后的心情等。

通过分析饮食日记，许多患者会发现，自己的摄食量明显超过需要量，而自己开始时并不打算吃太多，后来因为陪客人进食，进食时看书、看报、看电视，情绪波动，进食过快，吃零食，偏爱高脂、高糖饮食等，最终导致进食过量。这类患者可采取相应的措施加以限制并纠正。

另外，很多肥胖者的实际摄食量往往比起"申报"的量要多，患者往

往往会隐去自己过度摄食的事实，而将肥胖归因于遗传因素。通过分析饮食日记，医生便可以发现"真相"。很多时候，患者并不是有意"虚报"，而是对饮食中的热量组成认识不足。

巧治情绪化进食

所谓情绪化进食，是指不管饿不饿，只要工作、生活压力一大，就想大吃一顿。这时候，吃东西是一种精神安慰，而非身体需要。情绪化进食的后果，往往会使机体热量过剩，导致肥胖及相关疾病的发生。

有助于消除不良情绪、缓解压力、放弃情绪化进食的方法包括：①出去运动。有研究证明，30分钟以上的户外活动可以消除沮丧情绪。②向朋友倾诉，无论是大笑一场，还是大哭一场，都能释放情绪。③泡个热水澡，放松肌肉，缓解压力。④吃一个苹果、西红柿或红薯，而不是"饱餐一顿"。

不要拒绝心理咨询

焦虑、抑郁是人体正常的情绪反应。当得知自己患了脂肪肝以后，心情肯定不会愉悦。轻度的焦虑、抑郁并没有什么不好，可以在一定程度上督促自己提高警惕。然而，过分焦虑、抑郁，则不利于健康。

如何应对焦虑、抑郁情绪呢？以下方法可供参考：①"看花看草看小孩"，转移注意力，去关注一些美好而有趣的事物；②培养兴趣爱好，与志同道合的人共度美好时光；③参加体育锻炼。

如果焦虑、抑郁症状比较严重，影响了日常生活和工作，整天恍恍惚惚、糊里糊涂，甚至有轻生的念头和行为，应及时就医，在医生指导下用心理治疗或药物治疗来帮助改善症状。一味强迫自己"坚持到底"，反而会加重焦虑和抑郁症状。

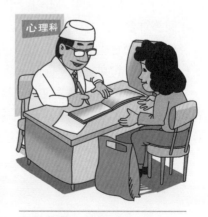

不要拒绝心理治疗

脂肪肝的药物处方

脂肪肝的药物治疗原则

大量临床实践证明，单纯针对某一发病机制的药物难以治愈脂肪肝及其伴随疾病，除非能够早期从源头上解决热量过剩和酒精滥用问题。而在合并明显炎症和肝纤维化时，病因治疗的效果并不理想，即使成功减肥和坚持戒酒，也难以保证脂肪肝患者完全康复。理想的治疗对策为早期干预、长期治疗、个体化的综合治疗，并客观评估短期和长期药物治疗的效果及安全性。

由于肥胖的脂肪毒性和酒精中毒的危害并不仅仅限于肝脏，故治疗脂肪肝需要有兼顾肝脏和全身疾病的整体观。当前，亟待加强在治疗性生活方式改变基础上联合应用针对代谢紊乱的药物和保肝药物防治脂肪肝，特别是非酒精性脂肪性肝炎的大样本、长疗程、随机对照的临床试验，为将来脂肪肝治疗指南的修改提供有力证据。

对"一胖生百病"的脂肪肝患者而言，在长期服用控制代谢紊乱的多种药物的同时，加用保肝药物，可提高基础治疗的依从性及安全性。

对脂肪性肝炎和肝硬化患者而言，改变生活方式的非药物治疗与药物治疗同等重要，针对代谢综合征的药物治疗与抗炎保肝药物治疗同等重要。抗炎保肝药物是脂肪性肝炎患者综合治疗的重要组成部分，是不可缺少的治疗选择，可起到抗炎、保肝、防治肝纤维化的功效。

药物治疗仍不能显著改善病情者，应及时考虑是否需要进行减肥手术和肝脏移植手术。减肥手术是兼顾治疗代谢紊乱和非酒精性脂肪性肝病的有效且较安全的措施，而肝脏移植则是治疗终末期肝病的唯一有效方法。

慎用减肥药

在节制饮食、增加运动、纠正不良行为的基础上，短期应用减肥药物

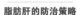

曾经是肥胖症综合治疗的重要措施之一。既往曾推荐体质指数 ≥ 30 千克 / 米² 伴腰围增大者，体质指数 ≥ 23 千克 / 米² 伴高血压、血脂紊乱、糖尿病等 2 个以上危险因素者，以及体质指数 >25 千克 / 米²，虽无其他危险因素，但经强化生活方式治疗 6 ~ 12 个月，体重下降小于 5% 者，谨慎选用奥利司他（强效选择性胃肠道脂肪酶抑制剂）和西布曲明（中枢性食欲抑制剂）等减肥药物进行二级干预。

遗憾的是，奥利司他和西布曲明等减肥药物对肥胖症患者的治疗获益有限，而不良反应明显。目前，全球暂无安全有效的减肥药物，西布曲明现已被包括中国在内的许多国家禁用。因此，对于顽固性重度肥胖，特别是合并糖尿病、高血压的患者而言，减肥手术可能是不错的选择，脂肪性肝炎和代偿期肝硬化并非减肥手术的禁忌证。

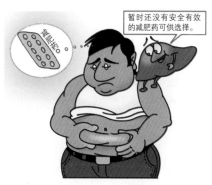

目前暂无安全有效的减肥药

目前市场上的众多减肥食品或保健品往往含有利尿剂、泻药、膨胀剂、甲状腺素，甚至中枢性食欲抑制剂，不良反应远远超过其短暂的减肥效果。因此，减肥产品千万不能乱用，更不能常用和多用。

代谢紊乱（代谢综合征）的药物治疗

采用控制饮食、增加运动、纠正不良行为等非药物治疗 3 ~ 6 个月后，血压、血脂、血糖等代谢指标未能达到理想范围的脂肪肝患者，需及时使用相关药物，减少糖尿病、心脑血管疾病及其并发症的发生风险。

常用药物包括：血管紧张素转化酶受体拮抗剂（降低血压）、他汀类药物（降胆固醇）、贝特类药物和 n-3 脂肪酸（降低甘油三酯）、二甲双胍（改善胰岛素抵抗和降血糖）和阿司匹林（抗血小板聚集）。

需要提醒的是，尽管这些药物可以有效控制代谢紊乱及其相关并发症，但对于肥胖症患者而言，若没有 5% ~ 10% 的体重下降，其肝脏酶学指标异常和脂肪性肝炎仍难以好转。

抗血小板治疗

阿司匹林，也叫乙酰水杨酸，是一种历史悠久的解热镇痛药。起初，它主要用于治疗感冒、发热、头痛、牙痛、关节痛和风湿病。后来，科学家发现阿司匹林还有良好的抗血小板聚集的作用，故目前被广泛用于防治心脑血管疾病。

尽管阿司匹林无保肝、降酶和治疗脂肪性肝炎的作用，但合并代谢综合征的慢性肝病患者，特别是非酒精性脂肪性肝炎患者，是缺血性心脑血管疾病的高危人群，长期服用阿司匹林，可以预防缺血性心脑血管事件的发生。

存在转氨酶升高和肝炎活动者，可以安全服用阿司匹林。长期应用阿司匹林还能降低非酒精性脂肪性肝病患者发生结直肠癌和肝癌的风险。

改善胰岛素抵抗的药物治疗

胰岛素抵抗是代谢综合征、2 型糖尿病和非酒精性脂肪性肝病发生发展的共同机制。改善胰岛素抵抗，可以从源头上有效防治糖脂代谢紊乱及其相关疾病。

体内脂肪，特别是内脏脂肪和肝脏脂肪过多蓄积，是胰岛素抵抗发生的重要原因。成功减肥可以改善胰岛素抵抗并防治代谢综合征，但有效减肥很难，而避免体重反弹更难。

目前认为，非酒精性脂肪性肝病患者合并以下情况之一时，需要应用胰岛素增敏剂治疗，以提高机体对胰岛素的敏感性：① 2 型糖尿病，空腹血糖大于 7.1 毫摩 / 升或糖化血红蛋白大于 6.5%；②糖调节受损，空腹血糖介于 5.6 ~ 7.1 毫摩 / 升（空腹血糖受损），或餐后 2 小时血糖介于 7.8 ~ 11.1

毫摩 / 升（糖耐量异常）；③根据空腹血糖和胰岛素计算的 Homa 稳态模型提示存在胰岛素抵抗；④内脏型肥胖伴体重仍在增加者。

常用的胰岛素增敏剂有二甲双胍和噻唑烷二酮类药物（罗格列酮、吡格列酮）。后者虽可降低非酒精性脂肪性肝病患者的血清转氨酶水平，改善脂肪性肝炎的肝组织学病变，但长期治疗的肝脏获益并不肯定，而副作用（增加体重、下肢水肿、诱发心衰、增加膀胱癌发病风险等）却让人担忧。二甲双胍虽然对非酒精性脂肪性肝炎本身并无治疗作用，但其长久获益却较大，且安全性良好。因此，目前主要应用二甲双胍（而不是噻唑烷二酮类药物）治疗非酒精性脂肪性肝病患者并存的胰岛素抵抗。

二甲双胍是理想的胰岛素增敏剂

二甲双胍自问世至今已有几十年。一开始，二甲双胍因降糖作用不及同类产品苯乙双胍（降糖灵）而受到冷落。后来，苯乙双胍因严重副作用（乳酸酸中毒）而被禁用，二甲双胍才逐渐得到重视。近年来的大量研究发现，二甲双胍的作用不仅仅限于"降血糖"。目前，二甲双胍已成为医学界的"新宠"，被广泛用于肥胖、多囊卵巢综合征，以及非酒精性脂肪性肝病等与胰岛素抵抗相关疾病的治疗。

首先，二甲双胍是通过改善胰岛素抵抗，而不是刺激胰岛素分泌来调节血糖。血糖正常的人服用二甲双胍，不会发生低血糖，还能预防和延缓2 型糖尿病的发生；糖尿病患者服用二甲双胍，可降低升高的血糖，且极少引起低血糖。此外，二甲双胍还有以下作用：①控制体重，与磺脲类药物和噻唑烷二酮类药物可能会增加体重不同，二甲双胍有轻度减肥作用；②调节脂代谢，二甲双胍可使糖耐量异常者和 2 型糖尿病患者的血甘油三酯水平降低 10% ~ 20%；③轻度降压作用，二甲双胍可使动脉血压和周围血管阻力降低，改善微动脉的顺应性，增加局部血液供应和营养交换，有轻度降低收缩压和舒张压的作用；④抗癌作用，2 型糖尿病是包括肝细胞癌在内的多种恶性肿瘤的独立危险因素，应用二甲双胍可降低糖尿病患者发生肝癌的风险。

二甲双胍最常见的副作用是消化道反应。在服用二甲双胍初期，尤其是空腹服药时，约 20% 的患者会出现胃部不适，甚至有恶心、呕吐、厌食、口中有金属异味、腹胀、大便稀薄、腹泻等胃肠道反应。这可能是由于药物在胃内立即溶解，高浓度的盐酸二甲双胍附着在上消化道黏膜上，产生刺激作用所致。若改为饭中或饭后服用，不良反应会小一些。

由于二甲双胍经肾脏排出，故肾功能不全者慎用。严重心脏、肝脏功能不全者，以及将进行手术或 X 线造影检查者，也不宜服用二甲双胍。二甲双胍最严重的副作用是乳酸酸中毒，一旦发生，死亡率高达 50%。不过，患者不必过分担心，乳酸酸中毒的发生率极低，每 10 万人中只有 2 ~ 5 人，只要剂量合适、肾功能良好、不同时过量饮酒，一般不会发生。

脂肪肝合并糖尿病的药物治疗

糖尿病与肝病关系密切，两者通常合并存在。有效控制血糖不仅可以减少或延缓糖尿病并发症的发生，还可减少慢性肝病，特别是非酒精性脂肪性肝病患者发生肝硬化和肝癌的风险，并提高肝移植患者的存活时间。因此，应重视慢性肝病患者高血糖的治疗。

肝病合并糖尿病时，应仔细分析其内在联系，并判断影响患者预后的主要因素是肝病还是糖尿病。控制血糖的措施，以及血糖控制程度，需权衡利弊和因人而异，既要重视胰岛素抵抗和高血糖对肝病进展和癌变的促进作用，也不能忽视肝病对糖代谢的不良影响（肝源性糖尿病），并加强对慢性肝病合并 2 型糖尿病患者的心血管疾病的防治。

口服降糖药物治疗　通常，患者先通过口服降糖药物控制血糖。由于这些药物大多在肝脏代谢，故在治疗过程中，需加强血糖和肝功能监测，以免发生低血糖和药物性肝损害。由于胰岛素抵抗和高胰岛素血症是合并糖尿病的慢性肝病患者的常见病理生理改变，故胰岛素增敏剂可能更适用于这些患者。α – 葡萄糖苷酶抑制剂（阿卡波糖）可有效控制以餐后血糖升高为主的肝源性糖尿病，其伴随的肠道运动增强和血氨水平下降作用，还有助于防治肝性脑病，对代偿期和失代偿期肝硬化患者同样安全。格列奈类和磺脲类胰岛素刺激剂对肝病患者安全、有效，但这些药物对肝源性糖尿病效果有限，还有可能导致低血糖、原发性血色病、酒精性肝病患者胰岛 B 细胞功能衰竭等并发症。

合并肥胖的慢性肝病（包括肝硬化）患者，在减肥治疗的基础上，首选二甲双胍控制血糖，并希望借此减少肝癌的发生率，以及肝癌根治术后的复发率。不过，肝肾功能不全和不能戒酒的酒精性肝炎患者应慎用二甲双胍，以免发生乳酸酸中毒。曲格列酮和罗格列酮分别因肝脏及心血管安全性问题已被停用，吡格列酮虽可改善胰岛素抵抗和降低血糖，但不宜用于活动性肝病或血清丙氨酸氨基转移酶（ALT）大于 3 倍正常值上限（120单位/升）的糖尿病患者。

胰岛素治疗　当口服降糖药物治疗无效，或患者不宜使用这些药物时，可考虑在饭前使用短效胰岛素控制血糖。肝硬化代偿期患者所需胰岛素剂量可能大于失代偿期患者，因为前者的胰岛素抵抗更明显，而后者肝脏对胰岛素的清除能力显著降低。肝硬化患者在应用胰岛素时，应密切监测血糖，随时调整剂量。

最近上市的以肠促胰素（GLP-1）为基础的降糖药物，包括 GLP-1受体激动剂（安塞那肽和利拉鲁肽）和二肽基肽酶-4（DPP-4）抑制剂（格列汀类），是一类葡萄糖依赖的降糖药物，可以抑制肝脏脂肪合成，可能有助于脂肪肝的改善，但其确切疗效和安全性仍有待大样本的临床试验证实。

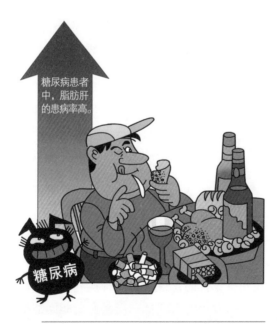

糖尿病患者中，脂肪肝患病率高

合理应用他汀类药物

对非酒精性脂肪性肝病患者而言，最为重要的心血管病危险因素是血清低密度脂蛋白胆固醇（LDL-C）升高。合并肝酶升高者，心血管疾病的风险更大，更需强化降脂治疗，减少心血管事件。

他汀类药物是降低血清 LDL-C 的一线药物。虽然几乎所有的他汀类药物都能有效降低非酒精性脂肪性肝病患者血清 LDL-C 水平，但阿托伐他汀是迄今为止被证实能减少脂肪肝患者心血管疾病发病率的他汀类药物。长期服用他汀，能够促进非酒精性脂肪性肝病患者肝功能恢复正常，并可能延缓肝纤维化进展，降低糖尿病患者肝细胞癌和结直肠癌的发病风险。

他汀类药物能够安全用于慢性肝炎（无肝功能不全征象）、酒精性肝病、非酒精性脂肪性肝病、非酒精性脂肪性肝炎、体质性黄疸（如 Gilbert 综合征），以及代偿期肝硬化和肝移植术后患者，通常无需减少剂量，也无需加强肝功能监测。

下列脂肪肝患者若经非药物治疗半年以上，血清 LDL-C 仍超标，也能正常应用他汀类药物：①孤立性血清胆红素升高，没有临床肝病或并发症证据，且血清白蛋白和凝血酶原时间正常；②孤立性谷氨酰转肽酶（GGT）升高；③无症状、孤立性血清转氨酶轻至中度升高（ALT 小于 200 单位 / 升）。

从预防心血管病死亡的获益来看，长期使用他汀类药物获益更多。联合应用多烯磷脂酰胆碱、水飞蓟素、双环醇等抗炎保肝药物，可能有助于医患沟通，并增加他汀类药物治疗的依从性。当然，一味强调他汀降脂效果而忽略用药安全性，也是非常危险的，血清 LDL-C 亦非降得越低越好。

高甘油三酯血症的药物治疗

非酒精性脂肪性肝病患者血脂紊乱的特点为血清甘油三酯升高、低密度脂蛋白胆固醇（LDL-C）升高、高密度脂蛋白胆固醇（HDL-C）下降。高甘油三酯血症与动脉粥样硬化性心脑血管疾病、糖尿病眼病和肾病关系密切。在他汀类药物有效降低血清低密度脂蛋白胆固醇后，甘油三酯升高成为心血管病剩留风险的重要组分。

近年来，中国居民高甘油三酯血症的患病率逐渐升高，且呈年轻化趋势。因此，在关注降胆固醇治疗的同时，也应充分重视对高甘油三酯血症的干预。采用药物或非药物措施降低血甘油三酯水平，可能有助于降低心血管病和糖尿病发生风险。

依据2007年《中国成人血脂异常防治指南》的划分标准，空腹（禁食12小时）血甘油三酯在1.70毫摩/升以下，为合适水平；血甘油三酯介于1.70～2.25毫摩/升，为边缘升高；血甘油三酯≥2.26毫摩/升，为高甘油三酯血症。

高甘油三酯血症的治疗策略主要取决于甘油三酯升高的程度和心血管病整体风险。甘油三酯轻中度升高（2.26～5.64毫摩/升）时，以低密度脂蛋白胆固醇达标为主要目标，甘油三酯达标为次要目标；当甘油三酯严重升高时（≥5.65毫摩/升），应立即启动降低甘油三酯的药物治疗，以预防急性腹痛和急性胰腺炎的发生。

控制饮食、戒烟、限酒、增加运动、控制体重等改变生活方式的非药物治疗是治疗高甘油三酯血症的基石，对控制其他危险因素（如高血压、高血糖等）以及改善预后具有肯定效果。经生活方式干预后，仍未能满意控制高甘油三酯血症者，可考虑药物治疗。常用药物包括他汀类、贝特类、烟酸、n-3脂肪酸、胆固醇吸收抑制剂等。由于他汀类药物降低甘油三酯的作用相对较弱，故推荐贝特类、烟酸与n-3脂肪酸用于治疗以甘油三酯升高为主的血脂异常患者，但这些药物对非酒精性脂肪性肝病本身并无治疗作用。

贝特类药物（苯扎贝特、非诺贝特、吉非罗齐）是研究证据较多、疗效可靠的降甘油三酯药物，适用于以甘油三酯升高为主要治疗目标的患者，也是重度高甘油三酯血症患者的首选药物。单独应用贝特类药物，或与他汀类药物联合应用，可降低高甘油三酯血症和高密度脂蛋白胆固醇下降患者的心血管事件发生率，并降低糖尿病患者微血管并发症的发生风险。

n-3脂肪酸主要用于治疗血甘油三酯轻中度升高者。非酒精性脂肪性肝炎患者可以安全服用n-3脂肪酸，贝特类药物的安全性有待考证。

在服用贝特类药物过程中，应定期监测肝功能和肌酸激酶，并观察患者是否出现不适症状。苯扎贝特、非诺贝特、吉非罗齐等不良反应相对较少，主要表现为胃肠道反应，偶有肌痛、皮疹，以及可逆性的肝肾功能损害，有时还会诱发胆石症。治疗3个月无效，或出现转氨酶明显升高、肌炎、胆结石或胆绞痛等情况，应考虑停药。

血清转氨酶升高不等于"肝功能不全"

许多患者，甚至一部分临床医生认为，血清转氨酶升高或有活动性肝炎者，就是"肝功能不全"，这其实是一种误解。

虽然我们将血清转氨酶列入"肝功能试验"中，但血清转氨酶升高仅代表患者可能存在肝细胞变性或炎症坏死。血清ALT升高仅仅是肝细胞损伤的标志，既不反映肝功能不全，也不提示肝病有传染性。

临床上比较公认的反映肝脏贮备功能的指标有血清白蛋白、总胆红素和凝血酶原时间。经典的 Child-Pugh 肝功能分级标准，即由这 3 项指标，外加腹水、肝性脑病等情况组成。只有这些指标出现异常时，才称为"肝功能不全"。鉴于肝脏是多数药物的代谢器官，肝功能不全时，应该慎用主要通过肝脏代谢的药物。

脂肪肝患者出现血清转氨酶异常，提示可能并发脂肪性肝炎。但只要不同时存在血清白蛋白下降、总胆红素升高，以及凝血酶原时间延长，就可以放心使用二甲双胍和他汀类药物。联合使用多烯磷脂酰胆碱和双环醇等抗炎保肝药物，有助于这些患者肝损伤的康复，并增加降脂、降糖药物治疗的依从性。

脂肪肝患者在服用可能会导致肝损害的药物时，应密切观察病情变化。若在治疗过程中，出现纳差、乏力、厌油、肝区疼痛、尿色发黄等征象，应及时做相关检查。一旦发现显著肝损伤和肝功能不全的客观证据，应立即停用可疑肝毒性药物，并加用抗炎保肝药物。

抗炎保肝药物治疗

作为肝病患者综合治疗的重要组分，抗炎保肝药物目前已被广泛用于脂肪肝患者的辅助治疗。抗炎保肝治疗的意义在于促进肝组织病理学的改善和延缓肝纤维化的进展，减少肝硬化和肝癌的发生。由于肝组织病理学的变化普遍滞后于血液生化学指标的改善，故在生化指标改善后，不能立即停用抗炎保肝药物。事实上，在肥胖、嗜酒等损肝因素持续存在的情况下，"治标"的保肝药物可能需要长期，甚至终身使用。

在改变生活方式和控制代谢紊乱的前提下，抗炎保肝药物作为辅助治疗，可用于以下脂肪肝患者：①肝活检病理学检查确诊的酒精性肝炎和非酒精性脂肪性肝炎者；②临床特征、实验室检查和影像学检查提示可能存在明显肝损伤和（或）进展性肝纤维化者，如血清转氨酶持续升高、合并代谢综合征、血糖控制不佳的 2 型糖尿病，以及肝脏瞬时弹性检测（FibroScan和 FibroTouch）提示有进展性肝纤维化等；③拟服用的其他药物可能诱发肝损伤而影响基础治疗方案顺利实施，或在基础治疗过程中出现血清转氨酶升高或胆汁淤积者；④酒精性肝病患者戒酒 3 月后，仍有肝酶学指标异常；⑤合并自身免疫性肝炎、慢性病毒性肝炎等其他肝病者。

抗炎保肝药物的种类

抗炎保肝药物是指具有改善肝脏功能、促进肝细胞再生和（或）增强肝脏解毒功能等作用的药物。目前认为，肝脏炎症是几乎所有慢性肝病患者肝纤维化和肝硬化进展的主要原因，而抗炎保肝治疗是肝脏慢性炎症综合治疗的一部分，不能取代减肥、戒酒、抗病毒药物等病因治疗；反之，在肥胖、代谢综合征、酒精滥用等病因控制前，病因治疗亦不能取代抗炎保肝药物治疗。缺乏有效的病因治疗或不能有效减重和戒酒的慢性肝炎肝纤维化患者，必须考虑抗炎保肝药物替代治疗。

抗炎保肝药物品种繁多，主要包括：以甘草酸制剂为代表的抗炎药物，以多烯磷脂酰胆碱为代表的肝细胞膜修复保护剂，以水飞蓟素和双环醇为代表的抗氧化类药物，以还原性谷胱甘肽、N- 乙酰半胱氨酸为代表的解毒类药物，以及以熊去氧胆酸、S- 腺苷蛋氨酸、胆宁片为代表的利胆类药物。此外，还有促进肝脏代谢、降低血氨并防治肝性脑病的门冬氨酸鸟氨酸。不同抗炎保肝药物的联合应用有可能起到更理想的抗炎保肝效果，但同时使用的抗炎保肝药物种类不宜过多，且不联用主要成分相同或相似的药物。

正确选择抗炎保肝药物

各种抗炎保肝药物的药理作用存在差异，且各有特点和优势，应结合各种病因肝脏炎症的特点和不同药物的功能特性进行适当选择。合理选用抗炎保肝药物，不仅可以最大限度地发挥抗炎保肝作用，还能提高基础治疗的依从性及治疗效果。

通常，医生会根据脂肪肝的病因、分型、分期、合并症，以及药物效能和患者的经济承受能力，合理选用保肝药物。

一般地说，合并高脂血症、高血压、糖尿病者，宜用多烯磷脂酰胆碱、水飞蓟素（宾）、维生素 E、双环醇；血清转氨酶明显升高，甚至影响他汀等药物治疗者，可选用双环醇和甘草酸制剂；肝活检病理学检查提示有明显炎症、坏死，以及疑似中重度酒精性肝炎患者，宜用甘草酸制剂保肝抗炎；合并胆囊炎、胆石症、胆囊胆固醇结晶和肝内胆汁淤积者，可试用熊去氧胆酸、胆宁片（老年便秘者尤为适宜），S- 腺苷蛋氨酸还可用于肝内胆汁淤积以及合并抑郁症状的酒精性肝炎的治疗；不能完全戒酒者，宜选择多烯磷脂酰胆碱、S- 腺苷蛋氨酸和复合维生素 B；合并进展性肝纤维化甚至肝硬化者，可试用复方牛胎肝提取物和强肝胶囊、扶正化瘀胶囊等；合并高氨血症和肝性脑病的脂肪肝及酒精性肝病患者，可试用门冬氨酸鸟氨酸等药物。

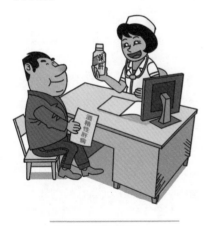

合理应用保肝药

通常选用 1 ～ 2 种抗炎保肝药物，最多不超过 3 种，以免增加肝脏负担。根据不同病因及病情，用药疗程一般需要 1 ～ 2 年。用药期间，应定期随访监测，并及时调整治疗方案。停止应用抗炎保肝药物后，仍应注意监测病情。需要使用甘草酸制剂等抗炎保肝药物治疗者，可先应用异甘草酸镁注射液静脉滴注强化治疗，2 周后改为甘草酸二胺肠溶胶囊维持治疗，然后缓慢停药，以减少或避免病情反复。

多烯磷脂酰胆碱辅助治疗脂肪肝安全有效

多烯磷脂酰胆碱（易善复）是从大豆中高度浓缩提取的一种磷脂，主要活性成分为 1，2- 二亚酰磷脂酰胆碱，是构成细胞生物膜（细胞膜和亚细胞器膜）的重要结构，人体不能自身合成。二亚酰磷脂酰胆碱通过与人体细胞的生物膜，尤其是肝细胞膜的有效结合，从而起到保护、修复生物膜，以及促进肝细胞再生的作用。

全球应用50多年的临床经验表明，多烯磷脂酰胆碱作为肝细胞修复的保护剂可用于辅助治疗各种类型的肝脏疾病，具有良好的安全性。国外十余个临床对照研究提示，多烯磷脂酰胆碱可使酒精性肝病、非酒精性脂肪性肝病、药物性肝损害患者的主观症状、体征和各种生化指标在短时间内得到改善或恢复正常，肝细胞脂肪变、肝实质内炎症浸润、肝细胞坏死和纤维化等组织学损伤也常明显减轻。此外，多烯磷脂酰胆碱对高脂血症和动脉硬化，也有一定治疗作用。因此，该药可能特别适用于酒精性肝炎，以及肥胖、高脂血症所致非酒精性脂肪性肝炎的辅助治疗。

由于多烯磷脂酰胆碱所含的磷脂成分是符合生理需要的，故不良反应发生率很低，主要为发热、恶心、胸闷、腹泻等，长期应用无耐药性，与其他药物合用亦无拮抗作用。

目前，多烯磷脂酰胆碱胶囊作为非处方药，已在包括中国在内的全球多个国家广泛应用。

脂肪肝患者转氨酶升高，不要急着"降酶"

血清转氨酶升高往往令脂肪肝患者非常担忧，也是他们去医院就诊的最常见原因。大部分患者要求医生用药，以便尽快将转氨酶恢复正常，部分临床医生也会用垂盆草冲剂、联苯双酯、"护肝片"等药物来治疗这些转氨酶升高的脂肪肝患者。

事实上，多数患者并不真正需要这些降酶药物治疗。首先，这类药物虽然能迅速降低血清转氨酶水平，但其对肝脏的保护作用并不大，更不要说去除肝脏脂肪了。也就是说，这些药物虽能"降酶"，但不能治愈脂肪肝。若引起转氨酶升高的病因（脂肪肝）没有去除，一旦停药，转氨酶很容易反跳。其次，这些药物虽然能迅速降酶，但有可能掩盖疾病真相，诱导一部分患者误以为病情改善，从而忽视了戒酒、饮食控制、增加运动、减肥等基础治疗的必要性。第三,由于脂肪肝患者血清转氨酶升高的特点是"低水平、长时间、难治愈"，部分脂肪肝患者即便用了这些降酶药物，转氨酶水平仍可能"不为所动"。

要使脂肪肝患者血清转氨酶恢复正常且不反跳，最重要的措施还是去除病因，如戒酒、减肥等。对大多数非酒精性脂肪性肝病患者而言，只要能将体重减轻 10% 以上，血清转氨酶多能恢复正常。

从药物作用机制的角度来说，具有调节肝脏脂肪代谢和抗氧化作用的多烯磷脂酰胆碱和维生素 E 等保肝药物，也能显著且较为持久地降低脂肪肝患者的转氨酶，只不过这些药物通常需要应用 3 ~ 6 个月以上才会起效。

若患者对转氨酶升高心理负担过重或转氨酶升高影响其升学和就业，可以考虑应用双环醇和甘草酸制剂等药物保肝，并快速降低血清转氨酶，以减轻心理负担，巩固其坚持长期综合治疗的信心和决心。

酒精性肝病患者需额外补充复合维生素

不少酒精性肝病患者因日常膳食品种单一、胃肠道吸收功能障碍，以及肝内维生素代谢异常，常伴有多种维生素（维生素 A、D、E，B 族维生素等）和微量元素（锌和硒）的缺乏。维生素 B_1 严重缺乏可导致外周神经和大脑受损，长期缺乏锌、硒等微量元素，可降低肝脏的解毒功能，维生素 D 缺乏则容易发生骨质疏松。

长期过量饮酒者，特别是合并营养不良的酒精性肝病患者，日常膳食往往不能满足人体对维生素的需要量和多样性，应及时额外补充维生素制剂。除进食富含维生素的平衡膳食外，若患者没有肠道吸收障碍，可每天服用一种复合维生素制剂。经肠外营养者，也应通过静脉和肌注途径，额外补充多种维生素。当然，补充维生素一定要对症。不同的维生素有不同的作用，如果服用过量，效果会适得其反，甚至危害健康。

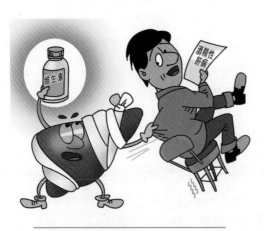

酒精性肝病患者需补充复合维生素

酒精依赖者可用戒酒药

长期过量饮酒者往往存在酒精依赖，很难减少饮酒或完全戒酒。即使能够暂时戒酒，一年内再次饮酒率高达67%～81%。因此，酒精依赖者常需应用药物来帮助戒酒和维持戒酒状态。

特异性阿片受体拮抗剂（纳曲酮）能控制人体对酒精的强烈欲望，短期治疗能降低再饮酒风险，但容易引起肝细胞损害。阿坎酸（乙酰牛磺酸）与抑制性神经递质 γ-氨基丁酸结构相似，可以减少酒精戒断症状（包括酒精渴求），减少复饮率，并维持戒酒时间和减少复饮的严重程度，但至今尚不明确服用阿坎酸可否延长酒精性肝病患者的生存时间。

目前，欧美等发达国家常用的戒酒药为巴氯芬（γ-氨基丁酸D受体激动剂），该药可减少饮酒欲望，戒酒的成功率较高。遗憾的是，中国绝大多数医院至今尚未开始处方戒酒药，用于治疗酒精依赖。值得一提的是，患者在服用戒酒药的同时，还需加强心理治疗，以缓解停止饮酒后的情感障碍（迁延性戒断症状），并巩固戒酒效果。

中医中药治疗脂肪肝有优势

脂肪肝在中医中涉及"痰症""湿阻""胀满""积症""胁痛"等病证。总体认为，脂肪肝的发病与以下因素有关：饮食失调，损伤脾胃；情志内伤，肝脾不调；久病失调，精血亏损；等等。发病机制主要包括：肝失疏泄，气机不畅，肝血瘀滞；脾失健运，湿邪内生，痰浊内蕴；肾精亏损，阴伤气弱，痰瘀凝滞。病理基础为痰凝、气滞、血瘀。涉及的脏腑主要为肝（胆）、脾、肾。证候特征为本虚（脾气虚、肝肾亏损）、标实（痰、气、血瘀结）。

脂肪肝常与高脂血症、高血压、糖尿病等伴发，是一种复杂的、整体性的代谢性疾病。一般认为，针对复杂性疾病，西药"单靶点"的治疗模式，往往难以取得良好疗效。而中药复方的特点是整体观念和辨证论治，其多成分、多途径的药理作用与脂肪肝发病的复杂机制相吻合，可以在改善脂肪肝的同时，部分改善其相关疾病。因此，中医药在脂肪肝的临床治疗中，具有独特的优势。

事实上，在中国临床实践中，大部分脂肪肝患者已经接受了中医药治疗。只要运用合理，辨证施治准确，中药对脂肪肝的疗效是肯定的。临床效应主要体现在三个方面：一是明显改善症状；二是显著保肝降酶；三是长期治疗或可逆转脂肪肝。

迄今为止，国内外还没有一种疗效确切，或可使各种脂肪肝都能逆转的中药方剂。某些广告上介绍的所谓治疗肥胖和脂肪肝的特效中成药是不可靠的，这些药方均未经过严格的临床试验验证。同时，长期大剂量服用多种中药也会导致肝肾功能损害等药源性疾病，"中药无毒"是一种误解。中药治疗应在中医或中西医结合专家的指导下进行，切忌自行买药或私自配制中药煎服。

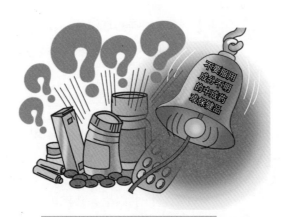

"中药无毒"是一种误解

中医治疗脂肪肝，讲究辨证论治

中医治病讲究辨证论治，不同的脂肪肝患者，有不同的证型类别，需要采用不同的方药进行治疗。方药是根据中药的四气（寒、热、温、凉）、五味（酸、苦、甘、辛、咸），以及功效决定的。因此，很难说哪些中药对某一类型的脂肪肝患者有益。也就是说，对某一证型有益的中药，在另一证型中，可能无效，甚至适得其反。

比如，湿热内蕴证者，常表现为胁肋胀痛、恶心、便秘或秽而不爽、小便黄、口干、口苦、舌红、苔黄腻、脉弦滑，治宜疏肝利胆、清热利湿，方用茵陈、大黄、栀子、虎杖、黄芩、姜半夏、黄连、枳壳、泽泻、决明子等。而肝郁脾虚证者，常表现为胁肋隐痛、心情抑郁不舒、乏力、纳差、脘腹痞闷、便溏、舌淡红、苔薄、脉弦细或沉细，治宜疏肝健脾、化瘀消导，方用柴胡、白芍、白术、茯苓、陈皮、党参、郁金、山楂、薏苡仁、薄荷等。由此可见，证型不同，用药差异很大。

除遵循辨证论治的原则外，服用中药尚需注意以下两点：一是量，脂肪肝为慢性疾病，治疗宜细水长流，尽量少用大剂量的药物，不能急于求成；二是质，要尽量避免使用具有毒性的中药，慎用近年来发现的存在肝肾毒性的中药。

中医治疗要辨病与辨证相结合。首先，应了解脂肪肝的病因和疾病阶段，分析可采用的西医治疗手段，如治疗肥胖导致的非酒精性脂肪性肝炎时，首先应在饮食控制和加强运动的基础上，分析如何控制肝脏炎症和有效减肥，即"辨病"治疗。其次，再通过望闻问切，根据患者的症状和体征等临床表现，分析其"证型"属于哪一类（如肝胆湿热、肝郁脾虚、肝肾阴虚、气滞血瘀、痰湿瘀阻等），再采用相应的"对证治疗"，即"辨证"治疗。

特别提醒

无论是中药汤剂，还是中成药，都应在专科医生的指导下，遵循辨证治疗的原则，并根据病情变化，随时调整治疗方案。只有这样，才能对症下药、"药到病除"。

脂肪肝患者可以接受中医中药治疗

理论上，不同临床病理阶段的脂肪肝患者都适合中医药治疗。中医通过望闻问切来分析患者的阴、阳、寒、热、虚、实和体质差异，通过中药组方来调节阴阳平衡，从而达到防治疾病的目的。已有大量研究资料表明，中药在减少肝脏脂肪沉积、保肝降酶减轻肝损伤、抗肝纤维化等方面有良好疗效。

　　临床观察发现，无明显症状、生化指标良好的单纯性脂肪肝患者很少愿意接受中医药治疗，主要是因为患者没有把脂肪肝当回事，或对治疗缺乏耐心和信心。当然，这些患者可能只需戒酒和减肥治疗，就能使脂肪肝逆转。通常，症状较明显、存在生化指标异常的脂肪肝患者，就诊率较高。这些患者在接受中医药治疗后，容易看到疾病好转的迹象，往往有信心和毅力坚持长期治疗。

　　总体而言，以下人群较适合接受中医药治疗：①生活方式干预或西药治疗无效者；②有明显症状、体征者；③肝活检提示肝脏炎症明显，或有转氨酶升高的脂肪性肝炎患者；④脂肪性肝纤维化和肝硬化患者。

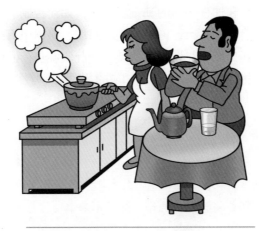

中医中药对脂肪肝有一定疗效

脂肪肝的筛查和随访

脂肪肝的早期筛查

脂肪肝是一种最常见的慢性肝脏疾病，早期诊断和及时治疗可使单纯性脂肪肝和脂肪性肝炎完全逆转；反之，一旦进展至重症肝炎和肝硬化阶段，治疗效果差，肝癌、肝衰竭等并发症发生率高。因此，早期发现脂肪肝，对提高治疗效果、减少肝病残疾和死亡至关重要。

定期体检有助于早期发现脂肪肝

由于脂肪肝患者通常缺乏特异性的临床表现和显著的实验室指标异常，而肝穿刺活检有一定的创伤性，无法在临床广泛应用，故目前主要采用 B 超等影像学检查诊断脂肪肝，并根据抽血化验肝功能，判断是否存在肝损害。脂肪肝高危人群，无论成人还是儿童，都应定期检查，以便早期发现脂肪肝和肝损害。

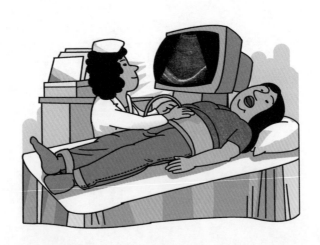

定期体检有助于早期发现脂肪肝

脂肪肝高危人群是指存在脂肪肝发病危险因素、比普通人群更易发生脂肪肝的群体，主要包括：肥胖症（尤其是内脏型肥胖）患者，成年后近期体重和腰围增长过快者，糖耐量异常或糖尿病患者，酒精滥用、酒精依赖或长期过量饮酒者，服用糖皮质激素、三苯氧胺等对肝脏有损害作用的药物者，高脂血症（尤其是甘油三酯升高和高密度脂蛋白胆固醇下降）、代谢综合征、多囊卵巢综合征、甲状腺功能减退症、垂体功能减退症、睡眠呼吸暂停综合征患者，有多坐少动习惯的中老年人，以及不明原因肝功能异常者（血清转氨酶和谷氨酰转肽酶升高）等。

脂肪肝高危人群要有自我保健意识，定期去医院检查肝脏 B 超。有条件者，可进一步做肝脏瞬时弹性检测（FibroScan 或 FibroTouch）定量评估脂肪肝、肝纤维化，并抽血化验肝功能，判断有无肝损害。即使这些检查暂时没有阳性发现，只要导致脂肪肝的危险因素持续存在，应定期（每 1～2年）去医院复查，以便早期发现脂肪肝。

提示非酒精性脂肪性肝病的临床线索

有代谢危险因素的患者，若存在下列情况，往往提示可能存在非酒精性脂肪性肝病：①难以解释的肝脏酶谱（ALT 和 GGT）升高，特别是持续轻度升高；②橡皮样肝脏肿大；③近期体重和腰围增加；④存在容易导致体重增加的生活方式（如结婚、退休、失业），或服用某些相关药物（如抗抑郁药等）；⑤有高脂血症、2 型糖尿病、非酒精性脂肪性肝病或心血管疾病家族史；⑥与铁储存或饮酒无关的血清铁蛋白水平升高；⑦ B 超显示肝脏弥漫性回声增强（"明亮肝"），CT 显示肝脏密度下降；⑧合并糖尿病和（或）肥胖的基因 3 型以外的丙肝病毒感染；⑨合并多元代谢紊乱的慢性乙肝病毒感染者（肝酶异常，但血清乙肝病毒滴度很低）。

非酒精性脂肪性肝病的随访与监测

影像学确诊的非酒精性脂肪性肝病或不明原因脂肪肝患者，应该常规检查并定期随访相关指标。

随访指标

每 1～3 个月测量体重、腰围、血压；每 3～6 个月检测全血细胞计数（血常规）、超敏 C 反应蛋白、肝功能、血脂、血糖和血尿酸；每半年至一年，检查上腹部 B 超，有条件者，可同时做肝脏瞬时弹性检测（FibroScan 或 FibroTouch），定量检测肝纤维化和肝脂肪变程度。常规检查和诊断性治疗未能明确脂肪肝或肝酶异常的原因，以及疑似存在脂肪性肝炎，特别是进展性肝纤维化的患者，可考虑进行肝穿刺活检病理学检查。

空腹血糖（FPG）≥ 5.6 毫摩 / 升且无糖尿病史者，应做糖耐量试验、空腹血胰岛素和糖化血红蛋白检测，判断有无胰岛素抵抗、糖耐量异常和糖尿病，并明确有无代谢综合征。

另外，还需根据患者实际情况并参照有关诊疗指南，定期筛查结直肠癌等恶性肿瘤，并判断有无代谢综合征和糖尿病相关心、脑、肾、眼病变或并发症。肾功能、尿常规、尿微量白蛋白等检查有助于早期发现肾脏损害；颈动脉超声有助于了解颈动脉内、中膜厚度和有无斑块；常规或动态心电图，甚至运动平板试验和冠脉 CT 等，可评估有无心血管病；疑似肝硬化患者，需定期筛查食管胃底静脉曲张、腹水和肝细胞癌。

已存在肝功能损害或显著代谢紊乱者，需在医生指导下，动态监测相关指标的变化，及时评估病情、治疗效果及安全性，并调整治疗方案，以便最大限度防治肝脏和肝外疾病。

疗效和安全性评估

非酒精性脂肪性肝病的疗效评估不能仅限于肝酶学指标和肝脏脂肪沉积是否好转，更应关注高血压、糖脂代谢紊乱和心脑血管事件的防治。除需在药物治疗期间进行评估外，还需对仅通过改变生活方式等非药物治疗者，进行长期随访。

具体评估指标包括：①临床症状积分，包括原发疾病、肝病相关症状，以及生活质量；②人体学指标，如体质指数、腰围、血压、肝脾大小等；③临床事件，肝病和代谢综合征相关事件的发生率及病死率；④实验室指标，如血脂、血糖、肝功能，反映胰岛素抵抗、氧化应激 /脂质过氧化、炎症、纤维化的血清学标记物的检测主要用于临床试验；⑤肝脏影像学改变，如肝脾大小，肝脂肪变和肝纤维化程度的变化，是否并发胆石症、肝硬化、腹水、肝癌；⑥必要时，行肝活检病理学检查，客观评估治疗后肝组织的病理学改变。

判断病情好转的指标

非酒精性脂肪性肝病患者应接受健康宣教，加强自我监督意识，养成撰写图表化的饮食和运动日记的习惯，在图表中详细记录饮食、运动、体重、腰围的变化，以及与进食、睡眠和生活质量相关的指标，以供医患之间交流，完善个体化的饮食和运动处方，并有效纠正不良行为。

治疗效果的判断，需综合评估代谢综合征各组分、血清生化指标、上腹部 B 超结果，并监测药物治疗的不良反应，以便及时调整药物治疗方案。动态肝活检病理学检查仅用于临床试验和某些特殊治疗目的的患者。通常，非酒精性脂肪性肝病患者需动态观察和随访的指标有以下两大方面。

肝脏相关指标　包括治疗后临床症状减轻，肝功能生化指标恢复正常，上腹部 B 超提示肝脏脂肪沉积减轻或消退，肿大的肝脏和脾脏回缩，没有新发胆囊胆固醇结晶或胆石症。有条件者，可定期随访 FibroScan 或 FibroTouch，根据肝脏弹性值（E 值，反映肝纤维化程度）和受控衰减指数（CAP 值，定量评估肝脏脂肪含量）的变化，客观评估肝脂肪变和肝纤维化的动态变化，敏感判断可能的治疗获益，从而提高患者治疗的依从性。

心脏和代谢相关指标　①体重和腰围，合并肥胖的脂肪肝患者在改变生活方式 6 ~ 12 个月后，体重应降低 5% ~ 10%。②血脂，无心脑血管疾病风险或风险较小的患者，血清低密度脂蛋白胆固醇应≤ 2.6 毫摩 / 升；已存在心脑血管疾病或存在 2 个以上危险因素者，血清低密度脂蛋白胆固醇应≤ 1.8 毫摩 / 升，甘油三酯 < 2.3 毫摩 / 升。③血糖，空腹血糖应低于 6.1 毫摩 / 升，餐后 2 小时血糖应低于 7.8 毫摩 / 升，糖化血红蛋白（HbA1C）应小于 6.5%。④血压，高血压病患者应将血压控制在 140/90 毫米汞柱以下；合并糖尿病者，血压应控制在 130/85 毫米汞柱以下。⑤血尿酸，应控制在 360 微摩 / 升以下，有痛风发作者应将血尿酸控制在 300 微摩 / 升以下。

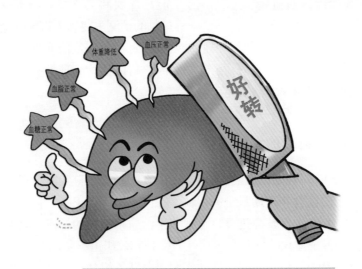

脂肪肝好转的"信号"

酒精性肝病患者的随访和监测

针对所有疑似或确诊的酒精性肝病患者，医生均应询问其是否已经戒酒或减少饮酒量。对于仍在饮酒者，应进一步询问饮酒模式、种类、饮酒量，以及酒精滥用所导致的社会和心理学问题，继续劝其戒酒或减少饮酒量，并建议其去消化内科或肝病科门诊随访。

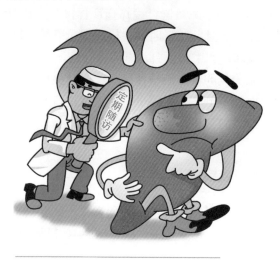

酒精性肝病患者更应定期随访

轻度酒精性肝病

戒酒3月以上的轻症酒精性肝损害、酒精性脂肪肝和轻度酒精性肝炎患者，应去医院检查肝功能和上腹部B超。若肝功能和肝脏B超检查结果基本正常，提示患者确实已经戒酒，且原先的肝损害与酒精滥用有关，可以不再随访；反之，则需考虑患者并未真正戒酒，或其肝酶学指标异常和脂肪肝还有其他因素参与，应接受进一步检查。

中度酒精性肝病

重度酒精性脂肪肝和酒精性肝炎患者，无论是否完全戒酒，都应每 3 ~ 6 个月检查肝功能、肝脏 B 超和肝脏瞬时弹性检测（FibroScan 或 FibroTouch），以便于医生及时调整临床用药方案。已经戒酒 2 年以上，且相关检测无阳性发现者，可以不再随访。

重度酒精性肝病

重度酒精性肝炎和酒精性肝硬化患者，无论是否戒酒，代偿期患者每 6 个月（失代偿期患者每 3 个月）去医院检查肝功能、甲胎蛋白、肝脏 B 超，以及肝脏瞬时弹性检测，并通过胃镜筛查食管胃底静脉曲张。已经戒酒 2 年以上、肝功能正常，且肝脏瞬时弹性检测提示肝脏硬度不断降低者，可每年检查一次肝脏超声和甲胎蛋白，以筛查肝癌。

内科治疗效果欠佳的重症酒精性肝炎，以及失代偿期酒精性肝硬化和肝癌患者，若已坚持戒酒 3 个月以上，可考虑进行肝脏移植手术。肝移植术后，需继续坚持戒酒，并接受正规治疗和随访。

合并其他系统疾病

合并酒精滥用相关其他器官功能障碍，且不能坚持戒酒者，应定期去相关专科诊治心肌病、骨骼肌萎缩、胰腺功能障碍和酒精性神经毒性等。

发现和处理病情加重

及早发现病情加重迹象

脂肪肝患者若在随访过程中出现下列情况，往往提示病情加重，应及时去医院接受进一步检查和治疗。

体重、腰围和CAP值增加　超重或肥胖患者的体重和腰围得不到控制，甚至反而增加，FibroScan 和 FibroTouch 检测肝脏受控衰减指数（CAP 值）不断升高，提示代谢性并发症风险增加。

血生化指标无明显改善　血脂、血糖、血压、血黏度等得不到有效控制，患者经常出现头晕、乏力症状。

颈动脉超声提示斑块形成　颈动脉彩超提示颈动脉内膜增厚、斑块形成，或原有斑块面积进一步扩大，考虑并发颈动脉硬化，提示脑梗死风险增加。

出现胸闷、胸痛症状　出现心前区疼痛、胸闷，心肌酶谱和心电图表现异常，提示并发急性冠脉综合征（心绞痛、心肌梗死等）。

发生 2 型糖尿病　提示脂肪肝患者可能并发脂肪性肝炎，将来发生肝硬化、肝癌、肝功能衰竭，以及糖尿病并发症的风险增加。

血清转氨酶明显升高　警惕并发药物与中毒性肝损害、缺血性肝炎、病毒性肝炎，以及胆石症相关肝损害。若血清转氨酶仅轻度至中度升高，则可能提示并发酒精性肝炎或非酒精性脂肪性肝炎。血清转氨酶 AST/ALT 比值增加，血小板计数下降，白蛋白 / 球蛋白比例下降，提示患者可能并发进展性肝纤维化和肝硬化。

肝脏弹性值不断增加　FibroScan 和 FibroTouch 检查提示肝脏弹性值高且不断增加，提示肝纤维化程度加重。若同时发现血清转氨酶和肝脏脂肪变（CAP 值）下降，甚至恢复正常者，更应警惕是否已发生肝硬化。

临床症状加重　出现极度乏力、严重消化道症状（腹痛、腹胀、纳差、厌油、恶心、呕吐等）、黄疸、凝血功能障碍（皮肤黏膜出血）、血清总胆红素升高和凝血酶原时间延长，腹腔积液，提示可能并发肝脏功能失代偿和肝功能衰竭。

B超和CT等检查发现肝脏形态改变、脾肿大、门脉高压或腹水　提示已并发肝硬化，需进一步通过胃镜筛查有无食管胃底静脉曲张并定期筛查肝癌。

甲胎蛋白升高　需同时行影像学检查，监测有无肝脏实性占位，早期发现肝脏恶性肿瘤。

病情加重怎么办

脂肪肝患者若存在一项或多项肝功能生化指标持续异常，或进展为重度脂肪肝、进展性肝纤维化、肝硬化，甚至肝功能衰竭或肝癌者，需住院完善进一步检查，并积极治疗。病情稳定后，需坚持长期在门诊随诊及复查。若代谢紊乱指标，如肥胖、血脂、血糖、血压等得不到控制或加重，则需考虑多学科会诊及讨论，或转诊相关科室诊治，重点治疗对身体危害最大的疾病，同时综合治疗其他并存疾病。

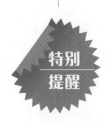

特别
提醒

患了脂肪肝，该去什么医院、哪个科室、找哪位医生看病？告诉大家一个好消息，中国医师协会脂肪肝专家委员会从2012年起，先后在全国80余家医院成立了脂肪肝诊治中心，以便广大脂肪肝患者及脂肪肝高危人群能够得到及时、规范的诊治。有需要的读者，可根据附录2中提供的脂肪肝诊治中心相关信息，就近就医和随访。中华脂肪肝网（www.chzfg.com）亦可为公众提供脂肪肝防治方面的最新信息。

参考文献

[1] 范建高, 曾民德主编. 脂肪性肝病. 北京：人民卫生出版社, 第2版, 2013.

[2] 中国营养学会专家委员会. 中国居民膳食指南. 2007.

[3] 中国成人血脂异常防治指南制订联合委员会. 中国成人血脂异常防治指南. 中华心血管病杂志, 2007, 35(5):390-419.

[4] 中国高血压防治指南修订委员会. 中国高血压防治指南2010. 中华心血管病杂志, 2011, 39(7):579-613.

[5] 中国医师协会脂肪性肝病专家委员会. 脂肪性肝病诊疗规范化的专家建议. 中华肝脏病杂志, 2013, 21(9):652-655.

[6] 中华医学会糖尿病学分会. 中国2型糖尿病防治指南（2013年版）. 中华糖尿病杂志, 2014, 6(7):447-500.

[7] 中华医学会肝病学分会脂肪肝和酒精性肝病学组. 非酒精性脂肪性肝病诊疗指南（2010年修订版）. 中华肝脏病杂志, 2010, 18:163-166.

[8] 中华医学会肝病学分会脂肪肝和酒精性肝病学组. 酒精性肝病诊疗指南（2010年修订版）. 中华肝脏病杂志, 2010, 18(3):167-170.

[9] 中华医学会感染病学分会肝脏炎症及其防治专家委员会. 肝脏炎症及其防治专家共识. 中华肝脏病杂志, 2014, 22(2):94-103.

[10] 丁雯瑾, 范建高. 世界胃肠病组织非酒精性脂肪性肝病诊疗指南简介. 实用肝脏病杂志, 2014, 17(5): I-V.

[11] 范建高. 亚太地区非酒精性脂肪性肝病诊断与治疗共识简介.中华肝脏病杂志,2007, 15(7):552-553.

[12] 沈峰,丁晓东,范建高.美国非酒精性脂肪性肝病诊疗指南简介.中华肝脏病杂志, 2012, 20(6):430-431.

[13] 张舒宜, 丁晓东, 范建高. 英国非酒精性脂肪性肝炎肝移植指南简介.中华肝脏病杂志, 2012, 20(6): 432-433.

[14] 王振威, 王炳元. 2009年美国肝病学会酒精性肝病诊疗指南介绍. 中华肝脏病杂志, 2010, 18(4):312-317.

[15] 丁雯瑾, 范建高. 澳大利亚全科医生脂肪性肝病实践指南简介. 实用肝脏病杂志, 2013, 16(6):568-570.

中国医师协会脂肪肝诊治中心名录

城　市	脂肪肝诊治中心	地　址
北京市	北京大学人民医院	北京市西城区西直门南大街 11 号
北京市	中国人民解放军海军总医院	北京市海淀区阜成路 6 号
北京市	首都医科大学附属北京朝阳医院京西院区	北京市石景山区京源路 5 号
北京市	首都医科大学附属北京地坛医院	北京市朝阳区京顺东街 8 号
北京市	首都医科大学附属北京朝阳医院	北京市朝阳区工体南路 8 号
北京市	首都医科大学附属北京天坛医院	北京市东城区天坛西里 6 号
北京市	首都医科大学附属北京同仁医院	北京市东城区东交民巷 1 号
北京市	首都医科大学附属北京友谊医院	北京市西城区永安路 95 号
北京市	首都医科大学附属北京佑安医院	北京市丰台区右安门外西头条 8 号
北京市	首都医科大学附属宣武医院	北京市西城区长椿街 45 号
北京市	中国人民武装警察部队总医院	北京市海淀区永定路 69 号
天津市	天津市第二人民医院	天津市南开区苏堤南路 7 号
天津市	天津医科大学代谢病医院	天津市和平区新兴街道同安道 66 号
天津市	天津中医药大学第一附属医院	天津市南开区鞍山西道 314 号
石家庄市	河北省人民医院	河北省石家庄市新华区和平西路 348 号
石家庄市	河北医科大学第三医院	河北省石家庄市桥西区自强路 139 号
上海市	复旦大学附属中山医院	上海市徐汇区枫林路 180 号
上海市	上海交通大学医学院附属仁济医院东院	上海市浦东新区东方路 1630 号
上海市	上海交通大学医学院附属瑞金医院	上海市黄浦区瑞金二路 197 号
上海市	复旦大学附属华东医院	上海市静安区延安西路 221 号

负责人	科　室	专病门诊
刘玉兰　魏来	消化科	周一下午
崔立红	消化科	周四上午
张川	消化科	周一上午
谢雯	肝病科	周二上午
郝建宇	消化科	周二上午
徐有青	消化科	周二上午
展玉涛	消化科	周三上午
贾继东、欧晓娟	肝病科	周四上午
段钟平、张晶	肝病科	周三上午
张枚	消化科	周四上午
刘海峰	消化科	周一上午
宓余强	感染科	周二上午
王少真	内分泌科	周三下午
郭卉	肝病科	周五上午
王玉珍	内分泌科	周一上午
南月敏	肝病科	周一全天
高鑫、卞华、夏明峰、季建林	内分泌科	周二下午
茅益民、曾民德、万燕萍	消化科	周二下午
谢青	感染科	周一下午
保志军	消化科	周四下午

城　市	脂肪肝诊治中心	地　址
上海市	上海交通大学医学院附属新华医院	上海市杨浦区控江路 1665 号
上海市	上海交通大学医学院附属同仁医院	上海市长宁区仙霞路 1111 号
上海市	上海交通大学附属第一人民医院	上海市虹口区武进路 85 号
广州市	广东省人民医院	广东省广州市越秀区中山二路 106 号
广州市	广州市第一人民医院	广东省广州市越秀区盘福路 1 号
广州市	南方医科大学附属南方医院	广东省广州市白云区同和路 1838 号
广州市	中山大学附属第三医院	广东省广州市天河区石牌岗顶天河路 600 号
广州市	中山大学附属第一医院	广东省广州市越秀区中山二路 58 号
深圳市	深圳市南山区蛇口人民医院（东区）	广东省深圳市南山区蛇口湾厦路 1 号
佛山市	佛山市第一人民医院	广东省佛山市禅城区岭南大道北 81 号
南京市	江苏省人民医院	江苏省南京市鼓楼区广州路 300 号
南京市	南京大学医学院附属鼓楼医院	江苏省南京市鼓楼区中山路 321 号
南京市	南京军区南京总医院	江苏省南京市白下区中山东路 305 号
南京市	南京医科大学附属南京第一医院	江苏省南京市秦淮区长乐路 68 号
南京市	南京中医药大学第二附属医院	江苏省南京市南湖路 23 号
南京市	南京中医药大学附属医院（江苏省中医院）	江苏省南京市建邺区汉中路 155 号
苏州市	苏州大学附属第一医院	江苏省苏州市十梓街 296 号
苏州市	太仓市第一人民医院	江苏省苏州市太仓市常胜南路 58 号
无锡市	无锡市第五人民医院	江苏省无锡市兴源中路 88 号
杭州市	杭州师范大学附属医院	浙江省杭州市拱墅区温州路 126 号
杭州市	杭州市西溪医院	浙江省杭州市西湖区留下横埠街 2 号
杭州市	浙江大学医学院附属第二医院	浙江省杭州市上城区解放路 68 号

（续表）

负责人	科 室	专病门诊
范建高、徐正婕、陈源文	消化科	周二下午
张琴	肝病科	周四下午
陆伦根	消化科	周五上午
沙卫红	消化科	周二下午
周永健	消化科	周三下午
陈金军	感染科	周二下午
邓洪	感染科	周三下午
钟碧慧	消化科	周三下午
吴创鸿	感染科	周三上午
叶一农	感染科	周一全天
李军、翁亚丽	感染科	周五上午
孙静	感染科	周三上午
汪芳裕、杨妙芳（消化）、卢斌（内分泌）	消化科、内分泌科	周三下午（消化科） 周四下午（内分泌科）
陶臻	感染科	周二下午
郑亮科	消化科	周二、五上午
余江毅	内分泌科	周三全天
陈卫昌	消化科	周三下午
浦永兰	感染科	周二、六上午
丁虹、王新国	传染科	每天
施军平	肝病科	周三下午
刘寿荣，金巧菲，叶非，张民生，谢蕾	传染科	周一、二、三、五下午
杜勤、王彩花、赵奕、宋震亚	（杜）消化科、（赵）国际保健中心	周三上午（消化科） 周四下午（国保）

城　市	脂肪肝诊治中心	地　址
杭州市	浙江大学医学院附属第一医院	浙江省杭州市上城区庆春路 79 号
杭州市	浙江大学医学院附属邵逸夫医院	浙江省杭州市江干区庆春东路 3 号
杭州市	浙江省人民医院	浙江省杭州市上塘路 158 号
杭州市	浙江省中医院下沙分院	浙江省杭州市上城区邮电路 54 号
宁波市	宁波市医疗中心李惠利医院	浙江省宁波市江东区兴宁路 57 号
温州市	温州市中心医院	浙江省温州市江滨西路康乐坊口
温州市	温州医科大学附属第一医院	浙江省温州市鹿城区府学巷 2 号
福州市	福建省第二人民医院	福建省福州市鼓楼区湖东支路 13 号
福州市	福建省立医院	福建省福州市鼓楼区东街 134 号
福州市	福建医科大学附属第一医院	福建省福州市台江区茶中路 20 号
福州市	福州市传染病医院	福建省福州市鼓楼区西洪路 312 号
厦门市	厦门大学附属第一医院	福建省厦门市思明区镇海路 55 号
厦门市	厦门市中医院	福建省厦门市江头东路 339 号
厦门市	厦门大学附属中山医院	福建省厦门市思明区湖滨南路 201-209 号
厦门市	中国人民解放军第一七四医院	福建省厦门市文园路 92-96 号
漳州市	中国人民解放军第一七五医院	福建省漳州市漳华中路 269 号
大庆市	大庆龙南医院	黑龙江省大庆市让胡路区爱国路 35 号
大庆市	大庆油田总医院	黑龙江省大庆市萨尔图区中康街 9 号
哈尔滨市	哈尔滨医科大学附属第二医院	黑龙江省哈尔滨市南岗区学府路 246 号
鞍山市	鞍钢集团总医院	辽宁省鞍山市铁东区健身街 3 号
鞍山市	鞍山市传染病医院	辽宁省鞍山市铁西区丰盛街 2 号
大连市	大连医科大学附属第一医院	辽宁省大连市西岗区中山路 222 号
沈阳市	中国医科大学第一附属医院	辽宁省沈阳市和平区南京街 135 号

（续表）

负责人	科　室	专病门诊
贾红宇、厉有名、陈卫星	消化科、感染科	周三下午（感染科） 周四下午（消化科）
吕芳芳	肝病感染科	周三下午
潘红英、汪国运、朱培芳、童永嘉、黄海军	感染科	周三下午
叶卫江	肝病科	周五下午
黄诗良	消化科	周四下午
余玉慧，蒋贤高	感染科、内分泌	周二下午
陈永平	感染科	周三下午
吴宽裕	中医科	周四下午
林志辉	消化科	周三下午
江家骥	肝病科	周三下午
林太杰	医务科	每天
刘家俊	肝病科	周二下午
毛乾国、唐金模	肝病科	周一全天
陈立刚	消化科	周四下午
黄文琪	感染科	周一全天
郑瑞丹	肝病科	周二下午
李玉梅	消化科	周一上午
郭延军	消化科	周五上午
李强	内分泌科	周一上午
翟富平	肝病科	周二上午
郭辉	肝病科	常门诊
王英德	消化科	周一上午
王炳元、李异玲	消化科	周四上午

城　市	脂肪肝诊治中心	地　址
青岛市	青岛市市立医院（东院）	山东省青岛市市南区东海中路 5 号
济南市	山东省立医院	山东省济南市槐荫区经五纬七路 324 号
合肥市	安徽医科大学第二附属医院	安徽省合肥市经济技术开发区芙蓉路 678 号
合肥市	安徽医科大学第一附属医院	安徽省合肥市包河区绩溪路 218 号
武汉市	华中科技大学同济医学院附属协和医院	湖北省武汉市江汉区解放大道 1277 号
武汉市	武汉大学人民医院	湖北省武汉市武昌区张之洞路 99 号
长沙市	中南大学湘雅医院	湖南省长沙市开福区湘雅路 87 号
成都市	四川大学华西医院	四川省成都市国学巷 37 号
成都市	四川省人民医院	四川省成都市一环路西二段 42 号
重庆市	重庆医科大学附属第一医院	重庆市渝中区袁家岗友谊路 1 号
西安市	西安交通大学医学院第二附属医院	陕西省西安市西五路 157 号
西安市	西安交通大学医学院第一附属医院	陕西省西安市雁塔西路 277 号
郑州市	郑州大学第一附属医院	河南省郑州市二七区建设东路 1 号
昆明市	昆明医科大学第一附属医院	云南省昆明市五华区西昌路 295 号
乌鲁木齐市	新疆医科大学第一附属医院	新疆乌鲁木齐市鲤鱼山南路 137 号
海口市	海南省人民医院	海南省海口市秀英区秀华路 19 号

（以上信息仅供参考，就诊前请先联系确认。）